Examens-Fragen
Neurologie
Zum Gegenstandskatalog

K.L. Birnberger und D. Burg

Dritte, überarbeitete Auflage

593 Fragen

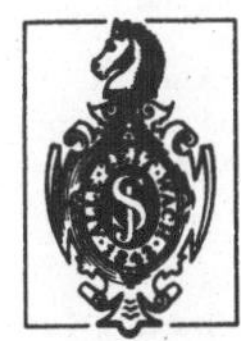

Springer-Verlag
Berlin Heidelberg New York 1981

Privatdozent Dr. med. Karl L. Birnberger
Neurologische Klinik des Bezirks Niederbayern
8360 Deggendorf 5 - Mainkofen

Dr. med. Doris Burg
Friedrich-Baur-Institut
bei der Medizinischen Klinik Innenstadt
der Universität
Ziemssenstraße 1, 8000 München 2

ISBN-13:978-3-540-10974-7 e-ISBN-13:978-3-642-68207-0
DOI: 10.1007/978-3-642-68207-0

CIP-Kurztitelaufnahme der Deutschen Bibliothek
Examens-Fragen Neurologie : zum Gegenstandskatalog / K. L. Birnberger und D. Burg
3., überarb. Aufl. - Berlin ; Heidelberg ; New York : Springer, 1981.
ISBN-13:978-3-540-10974-7

NE: Birnberger Karl L. [Hrsg.]

2124/3140-543210

Vorwort zur dritten Auflage

Die 3. Auflage der Fragensammlung aus dem Fachgebiet Neurologie wurde in Aufbau und Inhalt dem Gegenstandskatalog (GK 3) angepaßt. Mit nur geringen Abweichungen (Komplex 3 und 9) sind die Themen mit dem GK 3 identisch. Der Themenkreis 10 entspricht Kapitel 17 im Gegenstandskatalog.

Da auch bei standardisiertem Wissensstoff subjektive Gesichtspunkte bei der Auswahl von Fragen unvermeidlich sind, entstanden auch in der vorliegenden Sammlung Schwerpunkte, die in der Anzahl der Fragen zu den einzelnen Punkten des Gegenstandskatalogs zum Ausdruck kommen. Bei der Gestaltung der Fragen wurde darauf geachtet, daß auch falsche Antworten dem Leser Denkanregungen geben. Sie sollen beim Versuch, die Frage zu beantworten, mehr Beachtung finden als zur Feststellung ihrer Falschidentität erforderlich wäre.

Dankbar haben wir Anregungen und Kommentare von Lesern bei der Umgestaltung der Fragensammlung aufgegriffen. Viele Fragen wurden ausgetauscht. Wir hoffen, daß auch die 3. Auflage mit Hilfe der Erfahrungen von Lehrenden, Praktizierenden und Lernenden verbessert werden kann.

Die Fragensammlung soll den anhand von Lehrbüchern gut vorbereiteten Studenten durch das Fachgebiet Neurologie führen und ihm anhand der Themen des Gegenstandskatalogs Gelegenheit geben, stichwortartig sein Wissen zu überprüfen.

München, im August 1981

K.L. Birnberger

D. Burg

Inhaltsverzeichnis

Hinweise für die Benutzung der Fragensammlung*

Die Fragen wurden dem Gegenstandskatalog zugeordnet. Abweichungen ergeben sich durch die Einführung eines Kapitels über Hirnnervensyndrome und Erkrankungen (3) und über Intoxikationen des Nervensystems (9) anstelle von im GK enthaltenen Themen aus dem psychiatrischen Fachgebiet. Kapitel 10 entspricht dem Themenkreis 17 im GK.

Alle Fragen sind im multiple choice System abgefaßt mit 5 Alternativantworten A-E. Drei Fragentypen A,B,D wurden gewählt. Der jeweilige Typ ist am Kopf der Frage angegeben.

Fragentyp A = Einfachauswahl

Auf eine Frage oder unvollständige Aussage folgen 5 Antworten oder Ergänzungen, von denen eine einzige auszuwählen ist und zwar:
bei Typ A 1: die einzig richtige
bei Typ A 2: die beste von mehreren möglichen
bei Typ A 3: die einzig falsche
Typ A 1 ist der Grundtyp.
Wenn nach der "besten" oder einzig falschen Antwort gefragt wird, so geht dies aus dem Aufgabentext ausdrücklich hervor.

Fragentyp B = Aufgabengruppe mit gemeinsamem Antwortangebot (Zuordnung)

Jede Aufgabe besteht aus
a) einer beliebigen Anzahl von numerierten Begriffen, Fragen oder Aussagen (= Aufgabenliste = Liste 1).
b) fünf durch die Buchstaben A-E gekennzeichneten Antwortmöglichkeiten (= Liste 2).

Eine Fragengruppe enthält so viele - einzeln bewertete - Aufgaben, wie die Aufgabenliste Punkte hat.
Zu jeder numerierten Aufgabe ist die Antwort A-E auszuwählen, die für zutreffende gehalten wird. Jede Antwortmöglichkeit kann einmal, mehrmals oder überhaupt nicht als Lösung vorkommen.

Fragentyp D = Antworten mit Aussagenkombination

Auf eine Frage oder unvollständige Aussage folgen numerierte Begriffe oder Sätze, von denen einer oder mehrere zutreffen können. Für jede Aufgabe nach Typ D werden

*siehe auch Ausklapptafel am Ende des Buches

fünf oder mehr Kombinationen der numerierten Aussagen vorgegeben.
Aus diesen mit den Buchstaben A-E gekennzeichneten Antworten wählen Sie bitte die Aussagenkombination aus, die Sie für richtig halten.

1 Neurologische Syndrome

1.1 Motorische, sensible und neurovegetative Syndrome des peripheren Nervensystems

1.1.01 Fragentyp A

Welches der folgenden Symptome ist mit einer kompletten Unterbrechung eines peripheren Nerven nicht vereinbar?

A. Hyperhidrose

B. Dysästhesie

C. Anästhesie

D. Muskelatrophie

E. Örtliche Schmerzen im Bereich der Verletzung

1.1.02 Fragentyp A

Alle außer einem der folgenden Symptome kommen bei einer partiellen Schädigung eines peripheren Nerven vor:

A. Vasomotorisch-trophische Störungen

B. Dissoziierte Empfindungsstörungen

C. Verzögerung der Nervenleitgeschwindigkeit

D. Kausalgie

E. Muskelatrophie

1.1.03 Fragentyp A

Unter einer Neurapraxie versteht man (das, die)

A. Durchtrennen eines peripheren Nerven
B. passagere Funktionsstörungen eines peripheren Nerven
C. Degeneration eines peripheren Nerven
D. Fehlsprossung eines peripheren Nerven
E. inkomplette Reinnervation eines partiell geschädigten Nerven

1.1.04 Fragentyp A

Die Regenerationsgeschwindigkeit nach einer Axondurchtrennung von peripheren Nerven beträgt durchschnittlich

A. 1/2 mm pro Stunde
B. 1 mm pro Tag
C. 1 mm pro Woche
D. 10 cm pro Woche
E. 1/2 cm pro Monat

1.1.05 1.1.07
1.1.06 1.1.08 Fragentyp B

Ordnen Sie der Schädigung der peripheren Nerven 1.1.05-1.1.08 die entsprechenden Engpässe zu, die zu einer lokalen Schädigung prädisponieren können.

1.1.05 N. radialis
1.1.06 N. ulnaris
1.1.07 N. medianus
1.1.08 N. tibialis

A. Sulcus epicondyli ulnaris
B. Supinatordurchtritt
C. Carpaltunnel
D. Leistenkanal
E. Tarsaltunnel

1.1.09 Fragentyp A

Welches der folgenden Symptome tritt eher bei einer Wurzelkompression als bei einem Engpaßsyndrom peripherer Nerven auf?

A. Mißempfindungen
B. Motorische Störungen
C. Schmerzen
D. Fasciculieren
E. Verzögerung der Nervenleitgeschwindigkeit

1.1.10 Fragentyp A

Welche der folgenden neurologischen Ausfälle beschreibt das motorische Defizit einer oberen Armplexuslähmung?

A. Parese der kleinen Handmuskeln, der langen Finger- und Handbeuger
B. Parese der Nackenbeuger und -rotatoren
C. Parese der Abductoren und Außenrotatoren des Schultergelenks und der Ellenbogenbeuger
D. Parese des M. triceps bei erhaltenem M. brachioradialis
E. Isolierte Parese der Mm. pectorales

1.1.11 Fragentyp A

Welche Aussage über die untere Armplexuslähmung ist falsch?

A. Sie ist die häufigste Form der traumatischen Armplexusschädigungen.
B. Die Fasern aus C8 bis Th1 sind betroffen.
C. Die Sensibilität ist regelmäßig gestört.
D. Am stärksten betroffen sind die Handinnenmuskeln.
E. Der M. triceps ist meistens intakt.

1.1.12 Fragentyp A

Durch welche diagnostische Maßnahme kann man sofort nach dem Trauma eine Plexusschädigung von einem Wurzelausriß unterscheiden?

A. Messung der Nervenleitgeschwindigkeit

B. Elektromyographie

C. Röntgenaufnahme der Wirbelsäule

D. Liquoruntersuchung

E. Klinische Untersuchung der motorischen Funktionen und der Sensibilität

1.1.13 Fragentyp A

Welche Aussage über den Plexus lumbosacralis trifft nicht zu?

A. Der Plexus lumbosacralis wird gebildet aus den Wurzeln L_1-S_3.

B. Läsionen kommen am häufigsten durch Beckenverletzungen vor.

C. Bei Tumoren des Uterus kann der Plexus-sacralis-Anteil geschädigt werden.

D. Bei Beinplexusparesen mit motorischem und sensiblem Defizit ist die Schweißsekretion mitgestört.

E. Läsionen des Beinplexus sind wesentlich seltener als Läsionen des Armplexus.

1.1.14 Fragentyp A

Im Alter zwischen 40 und 55 Jahren ist die häufigste Ursache einer akuten Lumbalgie mit motorischen und sensiblen Ausfallerscheinungen in ein oder zwei Segmenten eine (ein)

A. ausgeprägte Spondylosis deformans

B. iatrogene Schädigung bei einer Wurzelanästhesie

C. dysraphische Störung

D. Wurzelneurinom

E. Discopathie

1.1.15 Fragentyp A

Welche Sensibilitätsprüfung ist für die Suche nach monoradiculären Ausfällen besonders geeignet? Eine Prüfung der

A. Lageempfindung

B. Berührungsempfindung

C. Schmerzempfindung

D. Vibrationsempfindung

E. Alloästhesie

1.1.16 Fragentyp D

Welche der folgenden Befunde kann man bei einer lumbalen Discushernie mit einer Kompression der Wurzel S_1 finden?

1) Abgeschwächter PSR

2) Aufgehobener ASR

3) Parese des M. triceps surae

4) Sensibilitätsstörungen an der Innenseite des Oberschenkels

5) Hypästhesie des lateralen Fußrandes

Wählen Sie bitte die zutreffende Aussagenkombination.

A. Nur 1, 2, 3 und 4 sind richtig

B. Nur 2, 3, 4 und 5 sind richtig

C. Nur 1, 2, 3 und 5 sind richtig

D. Nur 2, 3 und 5 sind richtig

E. Nur 2 und 3 sind richtig

1.1.17 Fragentyp A

In welcher Aussage treffen Prämisse und Begründung zu?

A. Beim lumbalen Discusprolaps kann es zu Blasenentleerungsstörungen kommen, weil bei dorsomedialen Vorfällen die Cauda equina lädiert wird.

B. Beim lumbalen Discusprolaps kommt es häufig zu Blasenentleerungsstörungen, weil häufig die Wurzel S_1 komprimiert wird.

C. Beim lumbalen Discusprolaps kommt es gelegentlich zu Blasenentleerungsstörungen, weil der Conus medullaris komprimiert wird.

D. Beim lumbalen Discusprolaps kommt es nie zu Blasenentleerungsstörungen, weil die sacralen Zentren der Blasenentleerung nicht mehr von einem lumbalen Discus erreicht werden können.

E. Beim lumbalen Discusprolaps findet man bei genauer Untersuchung fast immer eine Blasenentleerungsstörung, weil die Blase aus fast allen lumbalen Segmenten Innervationsanteile erhält.

1.1.18 1.1.20
1.1.19 Fragentyp B

Ordnen Sie den folgenden Reflexen die entsprechenden Segmente zu.

1.1.18 Abgeschwächter Quadricepsreflex

1.1.19 Abgeschwächter Triceps-surae-Reflex

1.1.20 Ausfall des Tibialis-posterior-Reflexes

A. L_1/L_2

B. L_2/L_4

C. L_4/L_5

D. L_5/S_2

E. S_2/S_5

1.1.21 1.1.23
1.1.22 Fragentyp B

Kombinieren Sie die Kennmuskeln mit den angegebenen Wurzelläsionen.

1.1.21 C_3/C_4

1.1.22 C_5

1.1.23 C_8

A. Brachioradialis

B. Pectoralis

C. Hypothenar

D. Biceps

E. Zwerchfell

1.1.24 Fragentyp A

Welcher Reflex ist bei Patienten mit einer Polyneuropathie am häufigsten nicht auslösbar?

A. Patellarsehnenreflex

B. Bauchhautreflex

C. Achillessehnenreflex

D. Masseterreflex

E. Cremasterreflex

1.1.25 Fragentyp A

Alle außer einer der folgenden Erkrankungen können zu einer systemischen Schädigung des peripheren Nervensystems führen:

A. Metabolische Störungen

B. Infektionskrankheiten

C. Neoplasien

D. Endokrinologische Erkrankungen

E. Endogene Depression

1.1.26 Fragentyp A

Alle außer einer der folgenden Stoffwechselerkrankungen führen nicht selten zu einer Polyneuropathie:

A. Hyperuricämie

B. Urämie

C. Diabetes mellitus

D. Lebercirrhose

E. Amyloidose

1.1.27 Fragentyp A

Welche Aussage über die Polyradiculitis trifft nicht zu?

A. Sie kann nach Virusinfektionen auftreten.

B. Ein vorangegangener Zeckenbiß hat keine pathogenetische Bedeutung.

C. Die Eiweißzelldissoziation im Liquor ist für die Polyradiculitis nicht pathognomonisch.

D. Hirnnerven können betroffen sein.

E. Eine Polyradiculitis kann in jedem Lebensalter auftreten.

1.1.28 1.1.30
1.1.29 Fragentyp B

Ordnen Sie den Sympathicussyndromen 1.1.28-1.1.30 die richtige Topographie zu.

1.1.28 Miose, Ptose, Enophthalmus und Anhidrose von Gesicht, Hals und Arm spricht für eine

1.1.29 Miose, Ptose und Enophthalmus spricht für eine

1.1.30 Halbseitige Anhidrose von Kopf, Hals, Schulter und oberer Extremität ohne Horner-Syndrom spricht für eine

A. Läsion des unteren Cervicalmarks

B. Läsion der Wurzeln C_6 bis C_8

C. Grenzstrangläsion unterhalb des Ganglion stellatum

D. Läsion der Wurzeln C_8 bis Th_2

E. Läsion des Ganglion stellatum

1.2 Cerebrale Syndrome

1.2.01 Fragentyp D

Welche der folgenden Symptome sind typische cerebrale Allgemeinsyndrome?

1) Gedächtnis- und Konzentrationsstörungen
2) Psychomotorische Unruhe
3) Petit-mal-Anfälle
4) Änderung der Bewußtseinslage
5) Psychosyndrome unterschiedlicher Ausprägung

Wählen Sie bitte die zutreffende Aussagenkombination.

A. Nur 1, 2, 4 und 5 sind richtig
B. Nur 1, 2, 3 und 4 sind richtig
C. Nur 1, 3, 4 und 5 sind richtig
D. Nur 1, 2, 3 und 5 sind richtig
E. Alle Aussagen sind richtig

1.2.02 Fragentyp D

Durch welche Symptome ist das klinische Bild bei einer Läsion der inneren Kapsel gekennzeichnet?

1) Kontralaterale spastische Hemiplegie
2) Kontralaterale halbseitige Sensibilitätsstörungen
3) Bitemporale Hemianopsie
4) Homolaterale spastische Hemiplegie
5) Störung der Blickmotorik

Wählen Sie bitte die zutreffende Aussagenkombination.

A. Nur 1 und 2 sind richtig
B. Nur 1, 2 und 3 sind richtig
C. Nur 1, 3 und 5 sind richtig
D. Nur 4 und 5 sind richtig
E. Nur 1, 2 und 5 sind richtig

1.2.03 Fragentyp A

Beim Menschen liegt die Hörrinde

A. im unteren Teil des Gyrus postcentralis
B. im Lobus parietalis
C. in der neocorticalen Stirnlappenregion
D. im oberen Teil des Temporallappens
E. im Occipitallappen

1.2.04 Fragentyp A

Welche der folgenden Behauptungen über den Greifreflex trifft nicht zu?

A. Er ist bei Neugeborenen regelmäßig auszulösen.
B. Er sollte nach dem 4. Lebensmonat nicht persistieren.
C. Er ist Zeichen einer allgemeinen Hirnschädigung
D. Er kommt bei hirnatrophischen Prozessen nicht vor.
E. Er kann bei Hirndruck vorkommen.

1.2.05 Fragentyp A

Was versteht man unter Stereoagnosie?

A. Es ist eine Störung im Erkennen von Gegenständen bei erhaltener Oberflächen- und Tiefensensibilität
B. Es ist eine Störung im Erkennen von Gegenständen durch eine gestörte Oberflächensensibilität.
C. Es ist eine Störung der räumlichen Orientierung.
D. Es ist ein kompletter Sensibilitätsverlust.
E. Es ist die schwerste Form der dissoziierten Empfindungsstörung.

1.2.06 Fragentyp A

Die Pyramidenbahn (Tractus corticospinalis) entspringt vorwiegend aus dem

A. Gyrus postcentralis
B. Gyrus temporalis superior
C. Gyrus frontalis inferior
D. Alle der obigen
E. Keine der obigen

1.2.07 Fragentyp A

Welche der folgenden anatomischen Strukturen bildet die laterale Begrenzung der Capsula interna?

A. Nucleus caudatus
B. Thalamus
C. Nucleus lentiformis (Pallidum und Putamen)
D. Claustrum
E. Nucleus ruber

1.2.08 Fragentyp A

Welche der folgenden Störungen kann <u>nicht</u> durch eine Temporallappenläsion hervorgerufen werden?

A. Quadrantenanopsie
B. Homonyme Hemianopsie
C. Konzentrische Gesichtsfeldeinengung
D. Psychomotorische Anfälle
E. Sensorische Aphasie

1.2.09 Fragentyp A

Bei der zentralen Facialisparese bleibt die Innervation der mimischen Muskulatur der Stirn erhalten, weil

A. die zentralen Facialisfasern sowohl gekreuzt zum gegenseitigen Facialiskern als auch ungekreuzt zum gleichseitigen Facialiskern verlaufen

B. Die Muskeln der Stirn zusätzlich vom motorischen Trigeminus innerviert werden

C. die zentralen Fasern des Facialis für den Stirnast nicht durch die innere Kapsel verlaufen

D. der Stirnast des N. facialis von einer zentralen Versorgung unabhängig ist

E. eine zentrale Parese niemals zu einer kompletten Lähmung führen kann

1.2.10 Fragentyp D

Welche Symptomenkombination ist mit einer Läsion der inneren Kapsel im Frühstadium vereinbar?

1) Einseitige Pyramidenbahnzeichen

2) Einseitige Hypotonie

3) Dissoziierte Empfindungsstörung einer Körperhälfte

4) Einseitiger Lagophthalmus

5) Ausgeprägter Meningismus

Wählen Sie bitte die zutreffende Aussagenkombination.

A. Nur 1 und 2 sind richtig

B. Nur 1, 2 und 3 sind richtig

C. Nur 1, 3 und 5 sind richtig

D. Nur 4 und 5 sind richtig

E. Nur 1, 2 und 5 sind richtig

1.2.11 Fragentyp A

Welche der folgenden Störungen ist gewöhnlich <u>nicht</u> durch eine corticale Schädigung bedingt?

A. Motorische Aphasie

B. Sensorische Aphasie

C. Komplette Aphonie

D. Apraxie

E. Optische Agnosie

1.2.12 Fragentyp A

Bei einer spastischen Hemiplegie, die durch einen Infarkt im Bereich der Capsula interna hervorgerufen ist, treffen mit einer Ausnahme alle der folgenden Behauptungen zu:

A. Die spastische Hemiplegie ist kontralateral zur Kapselläsion.

B. Der betroffene Arm ist adduziert und im Ellenbogen gebeugt.

C. Im Bein herrscht der Extensortonus vor.

D. Sehstörungen kommen nie vor.

E. Die Sensibilität kann in unterschiedlichem Ausmaß betroffen sein.

1.2.13 Fragentyp D

Welche drei der folgenden Symptome findet man beim spastischen Syndrom:

1) Gesteigerte Bauchhautreflexe
2) Gesteigerte Muskeldehnungsreflexe
3) Erhöhten Muskeltonus
4) Dorsalflexion der Großzehe beim Bestreichen des lateralen Fußrandes
5) Plantarflexion der Großzehe beim Bestreichen des lateralen Fußrandes

Wählen Sie bitte die zutreffende Aussagenkombination.

A. Nur 1, 2 und 3 sind richtig
B. Nur 2, 3 und 4 sind richtig
C. Nur 1, 3 und 4 sind richtig
D. Nur 2, 3 und 5 sind richtig
E. Nur 1, 2 und 5 sind richtig

1.2.14 Fragentyp A

Für das apallische Syndrom ist mit einer Ausnahme typisch:

A. Coma vigile
B. Primitivschablonen
C. Erhaltener Schlaf-Wachrhythmus
D. Enthemmter, emotioneller Ausdruck
E. Fixierte Körperhaltung

1.2.15 Fragentyp A

Welche der folgenden Störungen gehört nicht zu einem Mittelhirnsyndrom?

A. Enthirnungsstarre
B. Bewußtseinsstörung
C. Blicklähmung mit weiten lichtstarren Pupillen
D. Bulbärparalyse
E. Vegetative Krisen

1.2.16 Fragentyp D

Das doppelseitige Hirnstammsyndrom ist gekennzeichnet durch (eine, ein)

1) Bulbärparalyse
2) Apraxie
3) Tetraplegie
4) Coma vigile
5) Atem- und Kreislaufstörungen

Wählen Sie bitte die zutreffende Aussagenkombination.

A. Nur 1, 2 und 5 sind richtig
B. Nur 1, 3 und 5 sind richtig
C. Nur 1, 3, 4 und 5 sind richtig
D. Nur 2, 3, 4 und 5 sind richtig
E. Alle Aussagen sind richtig

1.2.17 Fragentyp A

Alle außer einem der folgenden Symptome sind mit einer Läsion des dorsolateralen Anteils der Medulla oblongata (Wallenberg-Syndrom) vereinbar:

A. Spontannystagmus
B. Horner-Syndrom
C. Kontralaterale Parese der caudalen Hirnnerven
D. Kontralaterale Sensibilitätsstörungen
E. Fallneigung

1.2.18 Fragentyp A

Alle außer einem der folgenden Symptome findet man beim Wallenberg-Syndrom:

A. Nystagmus
B. Ipsilateraler Trigeminusausfall
C. Ipsilaterales Horner-Syndrom
D. Hypästhesie der kontralateralen Extremitäten
E. Spastik der ipsilateralen Extremitäten

1.2.19 Fragentyp D

Welche der Symptome können auf einen Hirnstamminsult hinweisen?

1) Akuter Drehschwindel
2) Motorische Aphasie.
3) Erbrechen
4) Apraxie
5) Hemiataxie

Wählen Sie bitte die zutreffende Aussagenkombination.

A. Nur 1, 2 und 5 sind richtig
B. Nur 1, 3 und 5 sind richtig
C. Nur 1, 3, 4 und 5 sind richtig
D. Nur 2, 3, 4 und 5 sind richtig
E. Alle Aussagen sind richtig

1.2.20 Fragentyp A

Bei einer halbseitigen Hirnstammläsion kann man alle außer einem der folgenden Symptome finden:

A. Gleichseitige Parese des N. oculomotorius
B. Gleichseitige Parese des N. facialis
C. Gleichseitige Hemiparese
D. Gegenseitige dissoziierte Empfindungsstörung
E. Horizontale Blickparese

1.2.21 Fragentyp A

Welche Form der Tonuserhöhung würden Sie als Rigor bezeichnen?

A. Federnder Dehnungswiderstand, der umso deutlicher ist, je rascher die Bewegung ausgeführt wird
B. Teigiger Dehnungswiderstand, der während des Bewegungsablaufs immer wieder ruckartig nachläßt
C. Dehnungswiderstand, der mit steigender Dehnung zunächst zunimmt, dann aber rasch verschwindet, so daß die Extremität nachgibt

D. Eine Tonuserhöhung, die durch ein schmerzhaftes Gelenk bedingt ist

E. Keine der obigen

1.2.22 Fragentyp A

Welche der folgenden neurologischen Störungen wird gewöhnlich <u>nicht</u> bei Läsionen der Stammganglien beobachtet?

A. Parkinson-Syndrom

B. Athetose

C. Klüver-Bucy-Syndrom

D. Chorea

E. Torticollis spasticus

1.2.23 Fragentyp A

Eine charakteristische Symptomen-Kombination bei Erkrankungen des Kleinhirns ist

A. Ataxie, Mikrographie, Hyperreflexie

B. Hypermetrie, Nystagmus, Muskelhypertonie

C. Opisthotonus, Dysdiadochokinese, Ruhetremor

D. Nystagmus, Intentionstremor, scandierende Sprache

E. Nystagmus, Ataxie, Mikrographie

1.2.24 Fragentyp A

Bei einer einseitigen Kleinhirnerkrankung ist der Muskeltonus

A. auf der Gegenseite erhöht

B. auf der gleichen Seite erhöht

C. auf der Gegenseite vermindert

D. auf der gleichen Seite vermindert

E. auf beiden Seiten normal

1.2.25 Fragentyp A

Welches der folgenden Symptome kann nicht auf eine Kleinhirnläsion zurückgeführt werden?

A. Ataxie
B. Dysdiadochokinese
C. Nystagmus
D. Scandierende Sprache
E. Musculäre Hypertonie

1.2.26 Fragentyp A

Bei einer Dysdiadochokinese ist die rasche Aufeinanderfolge von Bewegungen gestört. Sie kann verursacht sein durch (eine)

A. Störung der Tiefensensibilität
B. cerebelläre Asynergie
C. periphere und zentrale Parese
D. extrapyramidale Bewegungsstörung
E. alle genannten Störungen

1.3 Rückenmarksyndrome

1.3.01 Fragentyp A

Welche neurologischen Ausfälle findet man bei einem spinalen Schock?

A. Spastische Parese und Sensibilitätsausfall unterhalb der Läsion
B. Schlaffe Parese, autonome Blase, Reflexverlust
C. Schlaffe Parese, Sensibilitätsverlust, Blasenlähmung, Reflexverlust
D. Blasen-Mastdarmlähmung, schlaffe Parese, dissoziierte Empfindungsstörung
E. Keine der obigen

1.3.02 Fragentyp A

Welches der folgenden Symptome ist <u>nicht</u> vereinbar mit einer kompletten Querschnittslähmung in Höhe der Segmente C_7/C_8?

A. Spinale Automatismen

B. Fasciculieren der Handbinnenmuskeln

C. Blasenentleerungsstörung

D. Gesteigerte Bauchhautreflexe

E. Paralyse der unteren Extremitäten

1.3.03 Fragentyp A

Eliminieren Sie im folgenden die <u>falsche</u> Aussage.

A. Alle sensiblen Fasern treten durch die Hinterwurzel in das Rückenmark ein.

B. Die Afferenzen der Lageempfindung werden vorwiegend in den Hintersträngen geleitet.

C. Alle sensiblen Afferenzen kreuzen auf segmentaler Ebene, um in kontralateralen Bahnen geleitet zu werden.

D. Die Afferenzen der Schmerz- und Temperaturempfindung werden vorwiegend im Vorderseitenstrang geleitet.

E. Alle sensiblen Afferenzen werden auf ihrem Weg zum Cortex im Thalamus umgeschaltet.

1.3.04 Fragentyp D

Das Brown-Séquard-Syndrom ist charakterisiert durch eine (einen)

1) kontralaterale spastische Parese
2) ipsilaterale Störung von Schmerz und Temperatur
3) kontralaterale Störung des Lage- und Bewegungsgefühls
4) kontralateralen Ausfall der Vasoconstriction

Wählen Sie bitte die zutreffende Aussagenkombination.

A. Nur 1 und 2 sind richtig
B. Nur 1, 2 und 3 sind richtig
C. Alle Aussagen sind richtig
D. Nur 2, 3 und 4 sind richtig
E. Alle Aussagen sind falsch

1.3.05 Fragentyp A

Welche der folgenden Behauptungen trifft für eine zentrale Rückenmarkläsion <u>nicht</u> zu?

A. Sie kommt vor beim Spinalis-anterior-Syndrom und bei der Syringo- und Hämatomyelie.
B. Die Patienten leiden häufig unter einer ausgeprägten Ataxie.
C. Es kommt häufig zu spastischen Paresen unterhalb der Läsion
D. Auf der Höhe der Läsion treten dissoziierte Empfindungsstörungen auf.
E. Ausgeprägte vegetative Störungen können durch eine Läsion des Tractus intermediolateralis im oberen Thorakalmark auftreten.

1.3.06 Fragentyp A

Bei welcher der folgenden Läsionen sind die Muskeldehnungsreflexe nicht verändert?

A. Hinterwurzelläsion

B. Kompletter Rückenmarksquerschnitt in Höhe C_3

C. Schädigung peripherer Nerven (Polyneuropathie)

D. Schädigung der Motoneuronen (z.B. Werdnig-Hoffmann)

E. Hinterstrangläsion

1.3.07 Fragentyp A

Bei welchen der folgenden Störungen tritt eine Ataxie gewöhnlich nicht auf?

A. Schädigung peripherer Nerven

B. Dissoziierte Empfindungsstörung

C. Hinterwurzelschädigung

D. Schädigung der Hinterstränge

E. Cerebelläre Läsionen

1.3.08 Fragentyp D

Welche der drei folgenden Symptome findet man beim paraspastischen Syndrom?

1) Gesteigerte Bauchhautreflexe

2) Gesteigerte Muskeldehnungsreflexe

3) Erhöhter Muskeltonus

4) Dorsalflexion der Großzehe beim Bestreichen des lateralen Fußrandes

5) Plantarflexion der Großzehe beim Bestreichen des lateralen Fußrandes

Wählen Sie bitte die zutreffende Aussagenkombination.

A. Nur 1, 2 und 3 sind richtig

B. Nur 2, 3 und 4 sind richtig

C. Nur 1, 3 und 4 sind richtig

D. Nur 2, 3 und 5 sind richtig

E. Nur 1, 2 und 5 sind richtig

1.3.09 Fragentyp A

In welchem Alter und aus welchem Grund darf ein positiver Babinski-Reflex als eindeutig pathologisch bewertet werden?

A. Mit 6 Monaten, weil ab diesem Alter die Primitivreflexe gehemmt werden

B. Mit 8 Monaten, weil in diesem Alter die extrapyramidalen Bahnen vollständig myelinisiert sind

C. Mit einem Jahr, weil in diesem Alter die Pyramidenbahn fast vollständig myelinisiert ist

D. Vor dem 85. Lebensjahr, weil nach diesem Alter der physiologische Abbauprozeß zur Enthemmung von Primitivreflexen führt

E. In jedem Lebensalter, da dieser Reflex immer für eine Schädigung der Pyramidenbahn spricht

1.3.10 Fragentyp A

Bei welcher Rückenmarkläsion kommt es am wahrscheinlichsten zu einer dissoziierten Empfindungsstörung?

A. Bei Läsionen im Bereich der Hinterwurzel

B. Bei Hinterstrangerkrankungen

C. Bei Läsionen im Bereich der vorderen Commissur des Rückenmarks

D. Bei kompletter Rückenmarkquerschnittsläsion

E. Beim Verschluß der A. spinalis posterior

1.3.11 Fragentyp A

Welche Aussage über die dissoziierte Empfindungsstörung trifft <u>nicht</u> zu?

A. Sie tritt auf bei einer Läsion des Tractus spinothalamicus.

B. Sie ist auch ein häufiges polyneuritisches Symptom.

C. Schmerz- und Temperaturempfindung sind dabei herabgesetzt.

D. Das Lageempfinden ist dabei intakt.

E. Sie kommt vor bei zentralen Rückenmarkläsionen.

1.3.12 Fragentyp A

Welche der folgenden Behauptungen über das Cauda-Snydrom ist nicht richtig?

A. Es entsteht bei Frakturen oder traumatischen Luxationen des Bandscheibengewebes unterhalb von L_1/L_2.

B. Es kommt zu einer schlaffen Lähmung der unteren Extremitäten, die oft mit großen Schmerzen verbunden ist.

C. Eine Sphincterparese wird dabei praktisch nie beobachtet.

D. In den unteren Extremitäten findet sich eine Störung aller sensibler Qualitäten.

E. Die Rückbildungstendenz der Paresen ist schlecht, besonders wenn die Kompression länger einwirkt.

1.3.13 Fragentyp A

Welche der folgenden Behauptungen trifft auf die sog. reflektorisch-neurogene Blase zu?

A. Es besteht eine Unterbrechung der suprasegmentalen Reflexbahn, die sacralen Zentren sind intakt.

B. Die afferenten Impulse durch die Nn. pelvici sind unterbrochen, das Gefühl für die Blasenfüllung ist verloren.

C. Der motorische Schenkel des Blasenreflexbogens ist zerstört.

D. Beide Schenkel des Reflexbogens sind entweder peripher oder zentral (Conus terminalis) geschädigt.

E. Keine der obigen.

1.3.14 Fragentyp A

Folgende Behauptungen über die Blasenfunktion sind mit einer Ausnahme richtig:

A. Das spinale Zentrum liegt zwischen S_2 und S_4.

B. Parasympathische Efferenzen ziehen über die S_2-S_4-Wurzeln und den N. pelvicus zur Blase.

C. Sympathische Efferenzen ziehen über die oberen lumbalen und unteren thoracalen Wurzeln und den Grenzstrang.

D. Motorische somatische Efferenzen ziehen über S_2-S_4 durch den N. hypogastricus und die Nn. pelvici zum quergestreiften M. sphincter vesicae externus.

E. Der M. sphincter vesicae externus wird durch die Segmente S_2-S_4 innerviert.

1.3.15 Fragentyp A

Der Muskeldehnungsreflex des M. triceps surae (sogenannter Achillessehnenreflex) verläuft über die Rückenmarksegmente

A. L_1/L_2

B. L_2/L_3

C. L_3/L_4

D. L_5/S_1

E. keine der obigen

1.3.16 Fragentyp A

Der Muskeldehnungsreflex des M. quadriceps (sogenannter Patellarsehnenreflex) verläuft über die Rückenmarksegmente

A. Th_{12}/L_1

B. L_2/L_4

C. L_5/S_1

D. S_2/S_3

E. keine der obigen

1.3.17 Fragentyp A

Der Muskeldehnungsreflex des M. triceps brachii verläuft über die Rückenmarksegmente

A. C_2/C_3
B. C_4/C_5
C. C_6/C_7
D. C_8/Th_1
E. alle der obigen

1.3.18 Fragentyp A

Über welche der folgenden Rückenmarksegmente verlaufen die Bauchhautreflexe?

A. Th_4/Th_7
B. Th_7/Th_{12}
C. Th_{12}/L_2
D. L_2/L_5
E. Alle der obigen

1.3.19 Fragentyp A

Der Muskeldehnungsreflex des M. biceps brachii verläuft über die Rückenmarksegmente

A. C_2/C_3
B. C_3/C_4
C. C_5/C_6
D. C_7/C_8
E. C_8/Th_1

1.3.20
1.3.21 Fragentyp B

Ordnen Sie den beiden Reflexarten passende Merkmale zu.

1.3.20 Eigenreflex

1.3.21 Fremdreflex

A. Receptoren der Haut lösen den Reflex aus.

B. Die Reflexamplitude wird durch psychische Faktoren nicht beeinflußt.

C. Beim Durchschneiden der Vorderwurzel wird der Reflexbogen nicht unterbrochen.

D. Der Reflex wird durch eine rasche Muskeldehnung ausgelöst.

E. Läsionen in der inneren Kapsel haben keinen Einfluß auf die Reflexamplitude.

1.4 Neuroophthalmologische Syndrome

1.4.01 Fragentyp D

Eine Papillenatrophie kann man finden bei einer Läsion

1) der Retina
2) des Fasciculus opticus
3) des Tractus opticus
4) der Gratiolet-Sehstrahlung
5) der Sehrinde in der Area 17

Wählen Sie bitte die zutreffende Aussagenkombination.

A. Nur 1 ist richtig
B. Nur 1 und 2 sind richtig
C. Nur 1, 2 und 3 sind richtig
D. Nur 1, 2, 3 und 4 sind richtig
E. Alle Aussagen sind richtig

1.4.02 Fragentyp A

Unter dem Foster-Kennedy-Syndrom versteht man eine (einen)

A. Oculomotoriusparese und Stauungspapille auf der Seite des Tumors, eine Erblindung auf der Gegenseite
B. Stauungspapille auf der Seite des Tumors, eine Opticusatrophie auf der Gegenseite
C. Opticusatrophie auf der Seite des Tumors, eine Stauungspapille auf der anderen Seite
D. Verlust des Geruchsinns auf der Seite des Tumors, eine Opticusatrophie auf der Gegenseite
E. keine der obigen

1.4.03 Fragentyp A

Welche der folgenden Behauptungen über die Reflexbahn der Pupillenreaktion ist nicht richtig?

A. Die afferenten Impulse werden im N. und Tractus opticus geleitet, sie enden in den Edinger-Westphal-Kernen.
B. Den zentrifugalen Teil der pupillomotorischen Bahnen bilden die parasympathischen Fasern, welche vom Edinger-Westphal-Kern ausgehen.
C. Nach ihrem Austritt aus dem Mittelhirn werden die efferenten Impulse im Tractus opticus geleitet.
D. Sympathische Fasern stammen aus dem Centrum cilio-spinale, das in der Höhe des 8. cervicalen und 1. thoracalen Segmentes liegt.
E. Die parasympathischen Impulse sind für die Verengung, die sympathischen Impulse für die Erweiterung der Pupille verantwortlich.

1.4.04 Fragentyp A

Bei einer vollständigen Oculomotoriusparese findet man eine (ein, einen)

A. Ptosis, eine fehlende Licht- und Konvergenzreaktion der Pupille; Abweichen des betroffenen Auges nach außen und unten
B. Ptosis, eine Pupillenreaktion auf Konvergenz, jedoch nicht auf Licht, Abweichen des paretischen Auges nach außen und unten
C. Horner-Syndrom, keine Reaktion der Pupille auf Licht und Konvergenz, Abweichen des paretischen Auges nach außen und innen
D. Ptosis, eine Pupillenreaktion auf Konvergenz, jedoch nicht auf Licht, Abweichen des paretischen Auges nach außen und oben
E. Lagophthalmus, eine Miosis, Abweichen des paretischen Auges nach außen und unten

1.4.05 1.4.07
1.4.06 1.4.08 Fragentyp B

Kombinieren Sie die Pupillenstörungen mit den entsprechenden klinischen Zeichen.

1.4.05 Argyll-Robertson-Pupille

1.4.06 Adie-Pupille

1.4.07 Mydriasis bei einer Oculomotoriusparese

1.4.08 Amaurotische Pupillenstarre

A. Bei intensiver Belichtung langsame Kontraktion, dann tonische Erweiterung
B. Bei Belichtung des erkrankten Auges beiderseits keine Pupillenreaktion
C. Bei Belichtung des erkrankten Auges keine Reaktion, auf der Gegenseite normale Pupillenreaktion
D. Keine Reaktion auf Licht, deutliche Pupillenreaktion bei Konvergenz
E. Bei Belichtung des erkrankten Auges Erweiterung beider Pupillen, fehlende Konvergenzreaktion

1.4.09 Fragentyp A

Welche der folgenden Behauptungen über die Blickmotorik ist richtig?

A. das mediale Längsbündel verbindet die Zentren für vertikalen und horizontalen Blick.

B. Das frontale Blickzentrum (Augenfeld) ist nur für vertikale Augenbewegungen verantwortlich.

C. Horizontale Blickbewegungen werden von reticulären Strukturen in der Brückenhaube geregelt.

D. Impulse aus dem rechten frontalen Blickzentrum veranlassen Bulbusbewegungen zur gleichen Seite.

E. Alle der obigen Behauptungen sind falsch.

1.4.10 1.4.12
1.4.11 1.4.13 Fragentyp B

Welcher der Gesichtsausfälle paßt am besten zu den aufgeführten Läsionsarten?

1.4.10 Konzentrische Gesichtsfeldeinengung

1.4.11 Homonyme Hemianopsie

1.4.12 Bitemporale Hemianopsie

1.4.13 Quadrantenanopsie

A. Chiasma opticum

B. Temporallappen

C. Retina

D. Tractus opticus

E. N. oculomotorius

1.4.14 Fragentyp A

Eine bitemporale Hemianopsie wird am ehesten hervorgerufen durch

A. eine Erkrankung der Retina

B. die Erkrankung eines Sehnerven

C. einen pathologischen Prozeß in der Gegend des Chiasma nervi optici

D. die Zerstörung eines Corpus geniculatum laterale

E. einen pathologischen Prozeß im Bereich einer Sehrinde

1.4.15 Fragentyp A

Eine homonyme Gesichtsfeldstörung kann hervorgerufen werden durch

A. eine einseitige Unterbrechung des Tractus opticus

B. eine einseitige Zerstörung der Gratiolet-Sehstrahlung

C. eine einseitige Zerstörung der Area calcarina

D. alle der obigen

E. keine der obigen

1.4.16 Fragentyp A

Welche Aussage über die retrobulbäre Opticusneuritis trifft <u>nicht</u> zu?

A. Das papillomaculäre Bündel ist besonders betroffen.

B. Die Patienten haben Schwierigkeit, kleine Schrift zu lesen.

C. Als frühestes ophthalmologisches Zeichen findet man ein Zentralskotom für die Farbe rot.

D. Eine temporale Abblassung kann als Defektzustand zurückbleiben.

E. Als häufigstes Defektsymptom findet man eine Vergrößerung des blinden Flecks.

1.5 Schwindel

1.5.01 Fragentyp A

Eine der folgenden Aussagen ist <u>falsch</u>. Ein Nystagmus kann

A. angeboren sein

B. erworben sein

C. durch eine Augenmuskelparese verursacht sein

D. nicht physiologisch sein

E. bei einer Intoxikation auftreten

1.5.02 1.5.04
1.5.03 Fragentyp B

Ordnen Sie den folgenden Diagnosen die am besten passende Beschreibung zu

1.5.02 Morbus Menière

1.5.03 Paroxysmaler Lagerungsschwindel

1.5.04 Kleinhirnbrückenwinkeltumor

A. Bei Lagewechsel (besonders Aufstehen) kurze, heftige Drehschwindelattacken

B. Ohne Vorboten heftige, Minuten bis Sekunden dauernde Drehschwindelattacken mit und ohne Ohrensausen

C. Wechselnd starker Dauerschwindel, häufig mit Ohrgeräuschen

1.5.05 Fragentyp A

Mit einer Ausnahme können alle der folgenden Störungen bei einer Schädigung des Vestibularissystems auftreten:

A. Schwindel

B. Gleichgewichtsstörungen

C. Übelkeit, Erbrechen

D. Spontannystagmus

E. Gefühlsstörungen

1.5.06 Fragentyp D

Bei welchen der folgenden Erkrankungen geben die Patienten meistens typischen Drehschwindel an?

1) M. Menière
2) Basilarisinsuffizienz
3) Akuter Labyrinthausfall
4) Kleinhirnbrückenwinkeltumor
5) Paroxysmaler Lagerungsschwindel

Wählen Sie bitte die zutreffende Aussagenkombination.

A. Nur 1 und 2 sind richtig
B. Nur 1 und 3 sind richtig
C. Nur 1, 3 und 4 sind richtig
D. Nur 1, 3 und 5 sind richtig
E. Nur 2, 3 und 5 sind richtig

1.6 Meningeale Syndrome und Hirndruck

1.6.01 Fragentyp A

Ein Patient kommt mit ausgeprägter Nackensteifigkeit zum Arzt. Welche der folgenden Symptome lassen am ehesten an eine akute eitrige Meningitis als Ursache der Nackensteifigkeit denken?

A. Schmerzen und Schwindel bei Kopfdorsalflexion
B. Fieber, Übelkeit und Pleocytose im Liquor mit vorwiegend polymorphkernigen Zellen
C. Hirnnervenausfälle und Liquorveränderungen mit 200/3 Lymphocyten
D. Eiweißvermehrung im Liquor, Parese des rechten Armes
E. Fieber, EEG-Veränderungen, im Liquor Zell- und Eiweißerhöhung

1.6.02 Fragentyp A

An welche der genannten Erreger denken Sie besonders, wenn im Rahmen einer Meningitis basale Hirnnerven betroffen sind?

A. Poliomyelitis

B. Herpes zoster

C. Leptospirose

D. Tuberkulose

E. Meningokokken

1.6.03 Fragentyp A

Bei einer chronischen Meningitis können alle außer einer der folgenden Erkrankungen die Ursache sein:

A. Morbus Boeck

B. Lymphatische Erkrankung

C. Carcinomatose

D. Bakterielle Erkrankung

E. Idiopathische Meningopathie

1.6.04 Fragentyp A

Welche Zellzahl erwarten Sie bei einer chronischen Meningitis?

A. 100 bis 1000/3 Zellen

B. 100 bis 200/3 meist polymorphen Zellen

C. 20 bis 100 mononucleäre und polymorphkernige Zellen

D. 1000 bis 10000 lymphocytäre Zellen

E. 2000 bis 3000 Lymphocyten und Leukocyten

1.6.05 Fragentyp A

Alle außer einem der folgenden Symptome können die Folge einer intrakraniellen Drucksteigerung sein:

A. Kopfschmerzen

B. Erbrechen

C. Stauungspapille

D. Tachykardie mit gespanntem Puls

E. Abducensparese

1.6.06 Fragentyp A

Nur eine der folgenden Aussagen über die intrakranielle Drucksteigerung ist richtig:

A. Für eine intrakranielle Drucksteigerung sprechen stecknadelkopfenge Pupillen, weil sie Ausdruck einer Mittelhirneinklemmung sind.

B. Zu Meningismus und Opisthotonus kann es bei gesteigertem intrakraniellen Druck kommen, weil die Kleinhirntonsillen durch den erhöhten Druck in das Foramen magnum gepreßt werden können.

C. Beim Hirndruck kommt es beim Erwachsenen zum Wolkenschädel, weil sich die Hirnwindungen in den unnachgiebigen Schädel eingraben.

D. Beim Hirndruck kommt es häufig zur Oculomotoriusparese, weil dessen Kerngebiet im Foramen magnum eingeklemmt wird.

E. Eine intrakranielle Drucksteigerung ist immer Ausdruck einer intrarkaniellen Neubildung, weil der knöcherne Schädel ein Ausdehnen der Gehirnmasse verhindert.

1.6.07 Fragentyp A

Eliminieren Sie die falsche Aussage über Hirndrucksymptome

A. Die Schädelleeraufnahmen können einen Hinweis auf eine intrakranielle Drucksteigerung geben.

B. Kopfschmerzen bei Hirndruck sind diffus und können von Nüchternerbrechen begleitet sein.

C. Bei Hirndruckzeichen muß ein Hirntumor ausgeschlossen werden.

D. Entzündliche Gehirnerkrankungen können nicht zur Steigerung des intrakraniellen Drucks führen.

E. Subdurales Hämatom, Hirnabsceß und Sinusthrombose können zu einer intrakraniellen Drucksteigerung führen.

1.6.08 Fragentyp A

Welcher der folgenden Zusatzbefunde bestätigt den klinischen Verdacht einer intrakraniellen Drucksteigerung?

A. Seitendifferenz im EEG

B. Beschleunigter Grundrhythmus im EEG

C. Beschleunigung der venösen Phase im Angiogramm

D. Röntgenologischer Nachweis einer entkalkten Sella mit destruierter Sellalehne

E. Röntgenologischer Nachweis einer ballonförmig aufgetriebenen Sella

1.6.09 Fragentyp A

Welche der folgenden Hirnnervenparesen ist häufig die Folge einer intrakraniellen Drucksteigerung?

A. Olfactoriusparese

B. Trigeminusparese

C. Facialisparese

D. Abducensparese

E. Accessoriusparese

1.6.10 Fragentyp A

Bei allen außer einer der folgenden Erkrankungen kann es zu einem Papillenödem kommen:

A. Retinitis pigmentosa
B. Maligne Hypertonie
C. Intracerebrale Drucksteigerung
D. Neuritis nervi optici
E. Ischämische Opticusneuropathie

1.6.11 Fragentyp A

Welche der folgenden Behauptungen über das funduskopische Bild der Stauungspapille ist <u>nicht</u> richtig?

A. Die Papille ist breiter, ihre Grenzen sind unscharf.
B. Das Papillengewebe ist durch eine Erweiterung der gestauten Capillaren rötlich.
C. Oft sieht man auf der gestauten Papille oder in ihrer Umgebung streifige Blutungen.
D. Die Arterien erscheinen verbreitert, die geschlängelten Venen extrem verengt.
E. Die Papille ist prominent.

1.6.12 Fragentyp A

Wenn das funduskopische Bild einer Stauungspapille nicht sicher von dem einer Retrobulbärneuritis zu unterscheiden ist, spricht welcher Befund eher für eine Stauungspapille?

A. Erhaltene zentrale Sehschärfe
B. Temporales und nasales Papillenödem
C. Papillenprominenz mehr als 1 Dioptrie
D. Skotom für die Farbe rot
E. Periphlebitis retinae

1.6.13 Fragentyp A

Welcher der folgenden Hirnnerven wird am häufigsten bei einer intrakraniellen Drucksteigerung geschädigt?

A. Trochlearis

B. Motorischer Trigeminus

C. Abducens

D. Facialis

E. Glossopharyngeus

1.6.14 Fragentyp A

Bei der Symptomenkombination Kopfschmerzen, Nackensteifigkeit, positiver Lasègue, Hyperpathie der Haut, leichte Somnolenz, Temperaturerhöhung und Erbrechen lautet die wahrscheinlichste Diagnose

A. Discusprolaps

B. Meningitis

C. akute intermittierende Porphyrie

D. Knochentuberkulose

E. akute Occipitalis-Neuralgie

1.6.15 Fragentyp A

Bei der obigen Erkrankung (1.6.14) kann die Diagnose gesichert werden durch eine (ein)

A. Porphyrinbestimmung im Urin

B. lumbales Myelogramm

C. Lumbalpunktion

D. Blutbild und BKS

E. Röntgenaufnahme des Schädels

1.7 Kopfschmerz, Gesichtsschmerz und Neuralgien

1.7.01 Fragentyp D

Welche der folgenden Kopfschmerzen treten in typischer Weise anfallsartig auf?

1) Kopfschmerzen bei Sinusitis frontalis
2) Kopfschmerzen bei Glaukom
3) Spannungskopfschmerz
4) Migräne
5) Bing-Horton-Kopfschmerz (Cluster headache)

Wählen Sie bitte die zutreffende Aussagenkombination.

A. Nur 1, 2 und 3 sind richtig
B. Nur 1, 2 und 4 sind richtig
C. Nur 1, 2, 4 und 5 sind richtig
D. Nur 2, 4 und 5 sind richtig
E. Nur 2, 3, 4 und 5 sind richtig

1.7.02 Fragentyp A

Anfallsartiges Auftreten von starken Kopfschmerzen und einer Amaurosis lassen in Verbindung mit einer sehr hohen Blutkörperchensenkungsgeschwindigkeit insbesondere an welche der folgenden Diagnosen denken:

A. Migräne
B. Arteriitis temporalis
C. Opticusgliom
D. Intermittierende cerebrale Durchblutungsstörungen
E. Renale Hypertonie

1.7.03 1.7.06
1.7.04 1.7.07
1.7.05 Fragentyp B

Ordnen Sie dem betreffenden Kopfschmerz die am ehesten zutreffende Schilderung zu.

1.7.03 Cluster headache

1.7.04 Migräne

1.7.05 Kopfschmerz bei Glaukom

1.7.06 Kopfschmerz bei cerebraler Raumforderung

1.7.07 Meningitischer Kopfschmerz

A. Schmerzen im Bereich von Schläfe und Auge; Rötung des betreffenden Auges; weite, reaktionslose Pupille; Sehstörung im Anfall

B. Heftigste Schmerzen in den frühen Nachtstunden; Rötung von Gesicht und Auge; Tränenfluß und Miosis, im Liegen zunehmend

C. Schmerzen in einer Gesichtshälfte, die sich innerhalb von etwa einer halben Stunde verbunden mit Flimmerskotomen zu ihrem Maximum steigern und mit Übelkeit verbunden sind

D. Dumpfe und drückende Schmerzen, die sich beim Aufrichten, Bücken und Pressen verstärken, häufig mit Übelkeit verbunden

E. Diffuser Kopfschmerz, der durch Kopfbewegungen verstärkt wird; positiver Lasègue, Kernig und Brudzinski

1.7.08 Fragentyp A

Welche der folgenden Angaben eines Patienten ist mit der Diagnose Migräne <u>nicht</u> vereinbar?

A. EEG-Veränderungen während der Kopfschmerzen

B. Auftreten von Parästhesien in einer Körperhälfte zu Beginn der Kopfschmerzen

C. Auftreten von Lähmungserscheinungen zu Beginn der Kopfschmerzen

D. Auftreten von Krampfanfällen zu Beginn der Kopfschmerzen

E. Auftreten von Sehstörungen zu Beginn der Kopfschmerzen

1.7.09 Fragentyp A

Alle außer einem der folgenden Befunde sind mit der Annahme einer vertebragenen Genese von Kopfschmerzen vereinbar:

A. Fehlen eines Bicepsmuskeldehnungsreflexes

B. Schulter-Arm-Syndrom

C. Schmerzhafte Bewegungseinschränkung der HWS

D. Auftreten eines Nystagmus bei einer Dorsalflexion des Kopfes

E. Pupillendifferenz während des Kopfschmerzanfalls

1.7.10 Fragentyp A

Bei einem 25jährigen Patienten treten in Abständen von einigen Monaten gehäufte Kopfschmerzattacken von 1-2 Stunden Dauer auf. Die intensiven, stechenden Schmerzen sind periorbital lokalisiert, treten immer auf der gleichen Seite auf und sind von einer Rötung des Auges, Tränenfluß, einer verstopften Nase und einer Gesichtsrötung begleitet. Die wahrscheinlichste Diagnose ist:

A. Trigeminus-Neuralgie

B. Migräne

C. Cluster headache

D. Arteriitis temporalis

E. Sinusitis frontalis

1.7.11 Fragentyp A

Die Therapie der Wahl bei der Arteriitis temporalis ist die Gabe von

A. Phenobarbital

B. Tegretal

C. Codein

D. Cortison

E. Cebion

1.7.12 Fragentyp A

Alle außer einer der folgenden Erkrankungen können die Ursache einer symptomatischen Trigeminus-Neuralgie sein:

A. Basale Meningitis
B. Osteopathia deformans Paget
C. Multiple Sklerose
D. Kleinhirnbrückenwinkeltumor
E. Aneurysma der A. communicans anterior

1.7.13 Fragentyp A

Welches der folgenden Medikamente ist zur Behandlung einer idiopathischen Trigeminus-Neuralgie geeignet?

A. Opium
B. Bellergal
C. Sympatol
D. Tegretal
E. LSD

1.7.14 Fragentyp A

Welches Symptom schließt eine idiopathische Trigeminus-Neuralgie aus?

A. Schmerzauslösung durch Berühren einer Triggerzone
B. Blitzartig einsetzender Schmerz im Versorgungsgebiet eines Trigeminusastes
C. Kontraktionen der mimischen Muskulatur während einer Schmerzattacke
D. Fehlender Cornealreflex
E. Brennender, vibrierender Schmerzcharakter

1.7.15 Fragentyp A

Anfallsartiges Auftreten von starken Kopfschmerzen und einer Amaurosis lassen in Verbindung mit einer sehr hohen Blutkörperchensenkungsgeschwindigkeit insbesondere an welche der folgenden Diagnosen denken?

A. Subarachnoidalblutung

B. Arteriitis temporalis

C. Retrobulbärneuritis

D. Intermittierende Basilarisinsuffizienz

E. Encephalitis

1.7.16 Fragentyp A

Welches Symptom trifft für die Glossopharyngeus-Neuralgie nicht zu?

A. Die Schmerzen werden am Zungengrund in der Tonsillargegend angegeben.

B. Die Schmerzanfälle werden in typischer Weise durch Kauen ausgelöst.

C. Die Schmerzen strahlen häufig zum Ohr aus.

D. Die Schmerzen treten anfallsartig auf.

E. Die Schmerzen werden einseitig angegeben.

1.8 Liquorsyndrome

1.8.01 Fragentyp A

Welche Aussage im folgenden Lumbalpunktionsprotokoll ist zu beanstanden?

A. Punktion in Lokalanästhesie zwischen L_3 und L_4

B. Anfangsdruck im Liegen 12 cm H_2O (normal)

C. Freie Liquorpassage im Wirbelkanal, da prompter Druckanstieg bei der Bauchpresse

D. Liquor wasserklar (normal)

E. Es werden 10 ml Liquor zur Untersuchung entnommen.

1.8.02 Fragentyp A

Die Spitze des Conus medullaris liegt beim Erwachsenen gewöhnlich in der Höhe von

A. Th_9/Th_{11}

B. Th_{12}/L_2

C. L_3/L_4

D. L_5/S_1

E. keine der obigen

1.8.03 Fragentyp A

Beim Guillain-Barré-Syndrom findet man typischerweise

A. einen erhöhten Liquordruck bei normaler Zellzahl

B. eine deutlich erhöhte Gesamtzellzahl im Liquor

C. eine Eiweißvermehrung bei gewöhnlich normaler Zellzahl

D. sowohl eine Eiweißvermehrung als auch eine Zellerhöhung

E. keines der obigen

1.8.04 Fragentyp D

Eine cytologische Untersuchung des Liquorzellsediments kann wertvolle Hinweise geben auf

1) die Art eines Tumors im ZNS

2) den Ort einer Blutung im ZNS

3) die Art eines entzündlichen Prozesses im ZNS

4) die Ursache eines Guillain-Barré-Syndroms

Wählen Sie bitte die zutreffenden Aussagenkombination.

A. Nur 1 und 2 sind richtig

B. Nur 3 und 4 sind richtig

C. Nur 1 und 3 sind richtig

D. Nur 1, 2 und 3 sind richtig

E. Alle Aussagen sind richtig

1.8.05 Fragentyp A

Welche der folgenden Methoden führt am ehesten zur Differenzierung eines nativ-blutigen von einem artefiziell-blutigen Liquor?

A. Liquor tropfen lassen, bis er klar wird

B. Sofortiges Zentrifugieren des Liquors und Beurteilung des Überstandes

C. Sofortige Hämoglobinbestimmung

D. Hämatokritbestimmung im blutigen Liquor

E. Zellanalyse

1.8.06 1.8.08
1.8.07 1.8.09 Fragentyp B

Ordnen Sie den Erkrankungen den am besten dazupassenden Liquorbefund zu.

1.8.06 Encephalomyelitis disseminata

1.8.07 Lues cerebrospinalis

1.8.08 Polyradiculitis Guillain-Barré

1.8.09 Bakterielle Meningitis

A.	56 mg% Eiweiß	14/3 Zellen	17% γ-Globuline
B.	32 mg% Eiweiß	2/3 Zellen	7% γ-Globuline
C.	80 mg% Eiweiß	3/3 Zellen	9% γ-Globuline
D.	80 mg% Eiweiß	200/3 Zellen	20% γ-Globuline
E.	200 mg% Eiweiß	10000/3 Zellen	10% γ-Globuline

1.8.10 Fragentyp A

Beim Acusticusneurinom findet man im Liquor (eine)

A. erhöhte Zellzahl

B. atypische Zellen

C. erhöhte Gammaglobuline

D. Gesamteiweißerhöhung

E. falsch positive Wassermann-Reaktion

1.8.11 Fragentyp A

Bei einem spinalen Tumor, der die Liquorpassage behindert, findet man im Liquor fast immer (eine, ein)

A. erhöhte Zellzahl

B. pathologische Zellen

C. erhöhtes Gesamteiweiß

D. erhöhte α_2- und β-Albuminfraktion in der Elektrophorese

E. erhöhte γ_2-Globulin-Fraktion in der Elektrophorese

1.9 Vertebragene Syndrome

1.9.01 Fragentyp A

Eine der folgenden Aussagen ist falsch. Bei degenerativen Veränderungen der Halswirbelsäule kommt es

A. immer zu einer Bewegungseinschränkung der HWS

B. nicht selten zu bohrenden Schulter-Armschmerzen

C. zu Wurzelirritationen und zu Wurzelläsionen, wenn Randwulstbildungen Nervenwurzeln beeinträchtigen

D. zu Rückenmarkssyndromen, wenn die Veränderungen in den Spinalkanal hineinragen

E. zu Querschnittsyndromen, wenn sie einen Bandscheibenvorfall verursachen

1.9.02 Fragentyp D

Welche Aussagen über degenerative Veränderungen der HWS treffen zu?

1) Degenerative Veränderungen der HWS sind bereits im mittleren Lebensalter nicht selten und nicht immer mit Beschwerden verbunden.
2) Bei degenerativen Veränderungen der HWS findet man häufiger sensible Reizerscheinungen als motorische Störungen.
3) Neurologische Störungen bei degenerativen Veränderungen der HWS betreffen häufiger die oberen als die unteren Segmente.
4) Kommt es infolge degenerativer Veränderungen der HWS zu einem cervicalen Discusprolaps, sind neurologische Störungen im Bereich der unteren Extremitäten nicht selten.
5) Degenerative Veränderungen der HWS können Ursache chronischer Kopfschmerzen sein.

Wählen Sie bitte die zutreffende Aussagenkombination.

A. Nur 1, 2 und 3 sind richtig
B. Nur 1, 2 und 4 sind richtig
C. Nur 1, 2, 4 und 5 sind richtig
D. Nur 2, 3 und 4 sind richtig
E. Nur 2, 3, 4 und 5 sind richtig

1.9.03 Fragentyp A

Mit welchem röntgenologischen Befund sind die Angaben eines Patienten, daß er unter bohrenden einseitigen Schmerzen im Nacken und Arm sowie unter kopfbewegungsabhängigen Parästhesien in Unterarm und Daumen leidet, bei fehlendem Radiusperiostreflex vereinbar?

A. Ausgeprägte Spondylosis deformans anterior der HWS
B. Einengung des Foramen intervertebrale C_5/C_6
C. Osteochondrosis cervicalis superior
D. Halsrippe
E. Osteoporose der HWS

1.9.04 Fragentyp A

Welche Aussage über degenerative Veränderungen im Bereich der BWS trifft zu?

A. Eine ausgeprägte Osteochondrose der BWS führt nicht selten zu radiculären Ausfällen.

B. Bei ausgeprägten degenerativen Veränderungen der BWS können Querschnittssyndrome nachweisbar sein.

C. Blasenentleerungsstörungen schließen eine Rückenmarksläsion im Bereich der BWS aus.

D. Discopathien im Bereich der BWS sind durch die statische Belastung etwas häufiger als im Bereich der HWS.

E. Degenerative Veränderungen der BWS sind selten.

1.9.05 Fragentyp A

Bei einem 50jährigen Mann tritt akut während der Gartenarbeit ein unerträglicher Schmerz im Nacken und im Arm auf, verbunden mit einem Taubheitsgefühl streifenförmig am Unterarm bis zu den ulnaren 3 Fingern. Die Beweglichkeit der HWS ist eingeschränkt. Kurze Zeit später bemerkt der Patient eine Schwäche in der rechten Hand und eine Schwäche im Daumen. Welche der folgenden Diagnose halten Sie für die wahrscheinlichste?

A. Subarachnoidalblutung

B. Osteochondrose der HWS

C. Cervicale Wurzelkompression

D. Spontanfraktur eines cervicalen Wirbelkörpers

E. Morbus Paget mit Kompression des Spinalmarks

1.9.06 Fragentyp D

Welche der folgenden Symptome unterstützen die Annahme einer lumbalen Wurzelkompression als Ursache einer Fuß- und Zehenheberschwäche?

1) Druckschmerz des Ischiadicus am Valleix'schen Punkt

2) Positiver Lasègue

3) Schonskoliose

4) Verzögerte Nervenleitgeschwindigkeit des N. peronaeus

5) Gleichzeitig bestehende Supinationsschwäche

Wählen Sie bitte die zutreffende Aussagenkombination.

A. Nur 1 und 2 sind richtig

B. Nur 1, 2 und 3 sind richtig

C. Nur 1, 2, 3 und 4 sind richtig

D. Nur 1, 2, 3, 4 und 5 sind richtig

E. Nur 1, 2, 3 und 5 sind richtig

1.9.07 Fragentyp A

Welche Aussage über das pseudoradiculäre Syndrom trifft nicht zu?

A. Es handelt sich stets um Veränderungen, die von der Wirbelsäule, jedoch nicht von einer bestimmten Nervenwurzel ausgehen.

B. Es handelt sich um eine nicht neurogen bedingte Schmerzhaftigkeit von Muskeln und ihren Sehnen.

C. Es ist häufig durch Gelenkveränderungen verursacht.

D. Es kommt häufig im Bereich der oberen Extremitäten vor.

E. Eine chronische Muskelüberbeanspruchung kann die Ursache sein.

1.9.08 Fragentyp A

Woran denken Sie besonders, wenn sich 3 Tage nach einem Wirbeltrauma unter heftigen Rückenschmerzen eine Querschnittslähmung entwickelt?

A. Commotio spinalis

B. Contusio spinalis

C. Epidurales Hämatom

D. Posttraumatische Wurzelkompression

E. Myelomalacie

1.9.09 Fragentyp A

Welche der folgenden Veränderungen kann nicht die Folge einer Wirbelsäulenverletzung sein?

A. Myelomalacie

B. Querschnittsmyelitis

C. Syringomyelie

D. Hämatomyelie

E. Epidurales Hämatom

1.9.10 1.9.12
1.9.11 1.9.13 Fragentyp B

Ein Patient klagt über Sensibilitätsstörungen an den unteren Extremitäten. Ordnen Sie die folgenden Befunde, die die Störungen erklären können, der am besten dazu passenden Erkrankung zu.

1.9.10 Wabenstruktur eines Wirbelkörpers

1.9.11 Zerstörung der Deckplatte eines Wirbelkörpers und Gibbusbildung

1.9.12 Sanduhrförmige Erweiterung eines Foramen intervertebrale

1.9.13 Ausgedehnte Osteoporose der Wirbelsäule, Spontanfrakturen und extrem beschleunigte BKS

A. Spondylarthritis ankylopoetica

B. Spondylitis tuberculosa

C. Wirbelhämangiom

D. Plasmocytom

E. Wurzelneurinom

2 Neuropsychologische Syndrome

2.1 Hemisphärendominanz

2.1.01 Fragentyp A

Welche Aussage über die Hemisphärendominanz trifft <u>nicht</u> zu?

A. Sie wird stets in der frühesten Kindheit erworben.

B. Sie betrifft in etwa 95% die linke Hemisphäre.

C. Sie bedingt, daß bei Rechtshändern linksseitige Hemisphärenläsionen (fronto-temporo-parietal) mit Sprachstörungen verbunden sind.

D. Bei Linkshändern ist die Hemisphärendominanz oft unvollständig ausgebildet.

E. Bei Linkshändern bildet sich eine Aphasie oft schneller zurück als bei Rechtshändern.

2.2 Dysarthrien

2.2.01 Fragentyp A

Unter einer Dysarthrie versteht man

A. eine Störung der Sprechwerkzeuge

B. eine klinisch latente Aphasie

C. immer eine peripher neurogene Schädigung, z.B. der zum Sprechen benutzten Muskeln

D. ausschließlich eine Störung der Koordination der Sprechmuskeln

E. ausschließlich eine mechanische Behinderung des Sprechens

2.2.02 Fragentyp A

Welche der folgenden Erkrankungen verursacht keine Dysarthrie?

A. Cerebelläre Atrophie
B. Pseudobulbärparalyse
C. Morbus Wilson
D. Choreoathetose
E. Progressive Muskeldystrophie vom Gliedergürteltyp

2.2.03 Fragentyp A

Welche der folgenden Behauptungen über die Dysarthrie trifft nicht zu?

A. Eine Dysarthrie kommt sowohl bei der Myasthenia gravis als auch bei der Myotonia dystrophica Curschmann-Steinert vor.
B. Eine Dysarthrie kommt sowohl bei der myatrophen Lateralsklerose als auch bei der basilären Impression vor.
C. Eine Dysarthrie kommt weder bei einer Myotonia congenita Thompson noch bei einer Polymyositis vor.
D. Eine Dysarthrie kann sowohl bei einer Friedreich-Ataxie als auch bei einer olivopontocerebellären Ataxie vorkommen.
E. Eine Dysarthrie kann sowohl eine neurogene als auch eine myogene oder mechanische Ursache haben.

2.3 Aphasien

2.3.01 Fragentyp A

Welche der folgenden Störungen ist gewöhnlich <u>nicht</u> durch eine corticale Schädigung bedingt?

A. Motorische Aphasie
B. Sensorische Aphasie
C. Komplette Aphonie
D. Apraxie
E. Optische Agnosie

2.3.02 Fragentyp A

Bei der sog. expressiven (motorischen) Aphasie

A. ist das Sprachverständnis im allgemeinen gestört
B. bringt der Patient nur verstümmelte Worte oder unzusammenhängende Silben hervor
C. ist gewöhnlich das Schreiben nicht gestört
D. ist der Patient in der Lage, Sätze nachzusprechen
E. Keine der obigen

2.3.03 Fragentyp A

Welchen Ausfall erwarten Sie bei einer Läsion im hinteren Drittel der oberen Schläfenwindung?

A. Expressive Aphasie
B. Rezeptive Aphasie
C. Apraxie
D. Gerstmann-Syndrom
E. Visuelle Agnosie

2.3.04 Fragentyp A

Welche der folgenden Behauptungen über die rezeptive (sensorische) Aphasie ist <u>nicht</u> richtig?

A. Die Läsion ist gewöhnlich an der Basis des Sulcus praecentralis und in der hinteren unteren Stirnwindung lokalisiert.
B. Es besteht ein Verlust des Sprachverständnisses.
C. Es besteht ein Verlust des Verständnisses für Schrift und Geste.
D. Nachsprechen von Sätzen ist gewöhnlich nicht möglich.
E. Häufig besteht auch eine expressive Aphasie.

2.3.05 Fragentyp A

Welche der folgenden Ausfälle ist typisch für eine amnestische Aphasie?

A. Wortfindungsstörungen bei sonst guter Sprachproduktion

B. Geringe Sprachproduktion, Aggrammatismus

C. Gestörtes Sprachverständnis, erhaltene Sprachmelodie

D. Erhaltene Sprache, aber gestörtes Schreib- und Nachsprechvermögen

E. Keine der obigen Beschreibungen trifft zu

2.4 Apraxien

2.4.01 Fragentyp A

Welche Behauptung über die Apraxie trifft nicht zu?

A. Unter einer Apraxie versteht man die Unfähigkeit, zweckmäßige Bewegungen auszuführen.

B. Apraktische Störungen können bei einer Läsion der Parietalregion auftreten.

C. Apraktische Störungen fallen dem Untersucher oft schon auf, wenn der Patient sich auszieht.

D. Eine Apraxie kann sowohl durch Paresen als auch durch Koordinationsstörungen verursacht sein.

E. Die konstruktive Apraxie kann man durch "Zeichnen lassen" nachweisen.

2.5 Andere hirnlokale Syndrome

2.5.01 Fragentyp A

Welche Behauptung über das Gerstmann-Syndrom trifft nicht zu?

A. Die Läsion wird zwischen Gyrus angularis und Occipitalregion lokalisiert.

B. Das Gerstmann-Syndrom geht mit einer Acalculie einher.

C. Zum Gerstmann-Syndrom gehören Rechts-Links-Störungen.

D. Zum Gerstmann-Syndrom gehören Körperschemastörungen.

E. Das Gerstmann-Syndrom ist immer mit einer Einschränkung des Visus verbunden.

2.5.02 Fragentyp A

Was versteht man unter einer visuellen Agnosie?

A. Erworbene Blindheit

B. Unfähigkeit, die visuellen Eindrücke in ihrer Bedeutung richtig zu erfassen.

C. Seelenblindheit

D. Verzerrung aller Gegenstände

E. Eine Amaurosis fugax

2.5.03 Fragentyp A

Unter einer Anosognosie versteht man

A. eine Körperschemastörung

B. die Unfähigkeit, einen Gegenstand durch Betasten zu erkennen

C. einen corticalen Ausfall des Geruchssinnes

D. ein Ignorieren der eigenen Krankheit

E. keine der obigen

2.5.04 Fragentyp A

Was versteht man unter einer Stereoagnosie?

A. Sie ist eine Störung im Erkennen von Gegenständen bei erhaltener Oberflächen- und Tiefensensibilität.

B. Sie ist eine Störung im Erkennen von Gegenständen durch eine gestörte Oberflächensensibilität.

C. Sie ist eine Störung der räumlichen Orientierung.

D. Sie ist ein kompletter Sensibilitätsverlust.

E. Sie ist die schwerste Form der dissoziierten Empfindungsstörung.

2.5.05 Fragentyp A

Welche der folgenden Störungen kann nicht durch eine Temporallappenläsion hervorgerufen werden?

A. Quadrantenanopsie

B. Homonyme Hemianopsie

C. Konzentrische Gesichtsfeldeinengung

D. Psychomotorische Anfälle

E. Sensorische Aphasie

2.5.06 Fragentyp A

Wie bezeichnet man bei Läsionen der Parietalregion die Unfähigkeit, zweckmäßige Handlungen auszuführen?

A. Zentrale Parese

B. Dysdiadochokinese

C. Gerstmann-Syndrom

D. Apraxie

E. Agnosie

2.6 Transitorische globale Amnesie

2.6.01 Fragentyp A

Welche der folgenden Aussagen über die transitorische globale Amnesie trifft nicht zu?

A. Sie ist meistens die Folge einer passageren basilären Durchblutungsstörung.

B. Der Patient kann dabei gewohnte Handlungen richtig ausführen.

C. Die Störung dauert meist tagelang an.

D. Während der Zeit der Störung ist der Patient unfähig, sich an Erlebtes zu erinnern.

E. Für die Episode der Störung verbleibt eine retrograde Amnesie.

3 Hirnnervensyndrome und -erkrankungen

3.01 Fragentyp A

Welche Aussage über den ersten Hirnnerv trifft nicht zu?

A. Seine Afferenzen verlaufen in den Fila olfactoria.

B. Bei seiner traumatischen Schädigung kann es sowohl zu einer Prellung des Bulbus olfactorius als auch zu einem Abriß der Fila olfactoria kommen.

C. Eine vollständige Anosmie ist nicht selten cortical bedingt.

D. Einer Herabsetzung der Geruchsempfindung können Veränderungen der Nasenschleimhaut zugrunde liegen.

E. Traumatische Anosmien sind häufig beidseitig.

3.02 Fragentyp A

Eine Anosmie kann bedingt sein durch ein (eine)

A. Meningeom in der vorderen Schädelgrube

B. Hirncontusion

C. Schädelbasisfraktur

D. ausgeprägte intracerebrale Drucksteigerung

E. alle der obigen

3.03 Fragentyp A

Bei einer organisch bedingten beiderseitigen Anosmie geben die Patienten an, daß

A. sie die Geschmacksqualitäten süß und sauer nicht unterscheiden können

B. alle Speisen salzig schmecken

C. alle Speisen gleich indifferent schmecken

D. die Geschmackswahrnehmung normal sei

E. sie den Geschmack von Speisen, nicht jedoch von Getränken wahrnehmen können

3.04 Fragentyp A

Ein Patient nimmt bei der Geruchsprüfung die aromatischen Geruchsstoffe Kaffee, Zimt und Anis nicht wahr, während er Essig und Ammoniak sofort wahrnimmt. In diesem Fall ist die Geruchsstörung wahrscheinlich bedingt durch eine (einen)

A. Affektion der Nasenschleimhaut

B. Schädigung des N. olfactorius

C. psychogene Geruchsstörung

D. Ausfall des 1. und 2. Trigeminusastes

E. raumfordernden Prozeß im Hirnstamm

3.05 Fragentyp A

Welche Aussage über den N. oculomotorius trifft <u>nicht</u> zu?

A. Er innerviert den M. rectus superior, rectus inferior und den M. obliquus superior.

B. Bei einer kompletten Oculomotoriusparese ist die Pupille weit und reaktionslos.

C. Eine Oculomotoriusparese kann verursacht sein durch eine basale Meningitis, durch raumfordernde Veränderungen im Bereich der Schädelbasis, durch ein Aneurysma der A. communicans posterior und durch andere Ursachen.

D. Ist eine Oculomotoriusparese kombiniert mit einer Parese des IV., V. und VI. Hirnnerven sowie mit einem Exophthalmus, muß man an einen Prozeß im Sinus cavernosus (z.B. eine Thrombose) denken.

E. Eine Oculomotoriusparese kann durch Hirndruck verursacht werden.

3.06 Fragentyp A

Eine Trochlearisparese

A. kann die Ursache eines Torticollis sein
B. ist ein Symptom des Gradenigo-Syndroms
C. tritt niemals bei einer multiplen Sklerose auf
D. tritt meistens isoliert auf
E. ist das häufigste Symptom einer cerebralen Massenverschiebung

3.07 Fragentyp A

Zu einer Steigerung des Masseterreflexes kommt es bei einem (einer)

A. Zelluntergang im motorischen Trigeminuskern
B. Zelluntergang im Tractus spinalis trigemini
C. supranucleären Schädigung von corticopontinen Fasern
D. kompletter Zerstörung des Ganglion Gasseri
E. hohem Halsmarktumor

3.08 Fragentyp D

Der Cornealreflex ist abgeschwächt oder aufgehoben

1) bei einer peripheren Facialisparese
2) bei einer Oculomotoriusparese
3) bei einer völligen Erblindung
4) bei einer Läsion des N. trigeminus
5) im tiefen Koma

Wählen Sie bitte die zutreffende Aussagenkombination.

A. Nur 4 ist richtig
B. Nur 4 und 5 sind richtig
C. Nur 1, 2, 3 und 4 sind richtig
D. Nur 1, 4 und 5 sind richtig
E. Alle Aussagen sind richtig

3.09 Fragentyp A

Welcher der folgenden Muskeln wird nicht vom N. trigeminus versorgt?

A. M. temporalis

B. M. masseter

C. M. stapedius

D. M. pterygoideus lateralis

E. M. mylohyoideus

3.10 Fragentyp A

Wenn der untere Anteil des Nucleus tractus spinalis trigemini geschädigt ist, kommt es zu Sensibilitätsstörungen im

A. gesamten Versorgungsgebiet des R. maxillaris trigemini

B. gesamten Versorgungsbereich des R. mandibularis trigemini

C. Bereich der inneren Zwiebelschale

D. Bereich der äußeren Zwiebelschale

E. gesamten Trigeminusversorgungsbereich

3.11 Fragentyp A

Welche Behauptung über den N. trigeminus trifft <u>nicht</u> zu?

A. Der N. trigeminus besitzt einen sensiblen und einen motorischen Anteil.

B. Beim Ausfall der 3. Trigeminuswurzel treten Sensibilitätsstörungen im Mund auf.

C. Nucleäre und periphere Läsionen unterscheiden sich durch das Verteilungsmuster der Sensibilitätsstörungen.

D. Bei der idiopathischen Trigeminus-Neuralgie kommt es sowohl zu sensiblen als auch zu motorischen Ausfallserscheinungen.

E. Die Ursache einer Trigeminus-Neuralgie können Tumoren, entzündliche Prozesse, eine atlanto-occipitale Übergangsstörung und auch eine multiple Sklerose sein.

3.12 Fragentyp A

Eine Schädigung des N. abducens in seinem Kerngebiet ist meist begleitet von (einer)

A. Sensibilitätsstörungen im Versorgungsbereich des N. ophthalmicus
B. einseitigen Mydriasis
C. Denervierungszeichen im M. rectus medialis
D. einseitigen Ptosis
E. peripheren Facialisparese

3.13 Fragentyp A

Alle außer einer der folgenden Erkrankungen sind häufig die Ursache einer Abducensparese:

A. Multiple Sklerose
B. Tabes dorsalis
C. Basale Meningitis
D. Aneurysmen
E. Intracerebrale raumfordernde Prozesse

3.14 Fragentyp A

Unter einem Bell-Phänomen versteht man

A. das Hören von Glockenläuten bei calorischer Reizung
B. ein Nach-oben-Rotieren des Bulbus beim Versuch, das Auge zu schließen, bei Patienten mit paretischem M. orbicularis oculi
C. ein Nach-unten-Rotieren des Bulbus bei Patienten mit paretischem M. orbicularis oculi
D. eine Hyperakusis bei Patienten mit peripherer Facialisparese
E. keines der obigen

3.15 Fragentyp A

Welche der folgenden Aussagen trifft zu? Wenn sich die Mittelohrmuskeln (M. stapedius, M. tensor tympani) kontrahieren,

A. werden die Schallwellen verstärkt

B. wird die Schallübertragung abgeschwächt

C. werden die hohen Töne aus dem Spektrum herausgefiltert

D. kommt es in der Regel zum Einreißen des Foramen ovale

E. klagen die Patienten über Ohrenschmerzen

3.16 Fragentyp A

Bei welchen der folgenden Operationen kann der N. facialis verletzt werden?

A. Strumektomie

B. Operativer Eingriff am Mittelohr

C. Zahnextraktionen

D. Alle der obigen

E. Keine der obigen

3.17 Fragentyp A

Die Ursache eines Lagophthalmus ist gewöhnlich eine

A. zentrale Facialisparese

B. Oculomotoriusparese

C. Lähmung des M. levator palpebrae

D. periphere Facialisparese

E. Alle genannten Störungen können die Ursache eines Lagophthalmus sein.

3.18 Fragentyp A

Welche 2 der folgenden Hirnnerven liegen im Kleinhirnbrückenwinkel sehr dicht beieinander?

A. N. oculomotorius, N. trigeminus

B. N. trochlearis, N. abducens

C. N. facialis, N. statoacusticus

D. N. abducens, N. trigeminus

E. N. facialis, N. glossopharyngeus

3.19 Fragentyp A

Liegt bei einer peripheren Facialisparese weder eine Hyperakusis, noch eine Störung des Geschmacks und der Speichelsekretion vor, ist der Ort der Schädigung anzunehmen

A. im intrakraniellen Verlauf

B. beim Eintritt in den Canalis Falloppii

C. im proximalen Abschnitt des Canalis facialis

D. im Ganglion geniculi

E. distal vom Abgang der Chorda tympani

3.20 Fragentyp A

Worauf sind die sogenannten "Krokodilstränen" nach einer kryptogenetischen peripheren Facialisparese zurückzuführen?

A. Auf entzündliche Reizung des N. petrosus superficialis major

B. Auf die Hypomimie mit scheinbar traurigem Gesichtsausdruck

C. Auf motorische Facialisfasern, die in den M. orbicularis oculi eingesproßt sind

D. Auf sekretorische Fasern der Speicheldrüse, die in die Glandula lacrimalis eingesproßt sind

E. Auf starke retroauriculäre Schmerzen

3.21 Fragentyp A

Welches der folgenden Symptome gehört nicht zu einer peripheren Facialisparese?

A. Geschmacksstörung der vorderen zwei Drittel der Zunge
B. Abnahme der Speichelsekretion
C. Hyperakusis
D. Lähmung aller vom Facialis innervierten Muskeln
E. Hypästhesie der Wangenschleimhaut

3.22 Fragentyp A

Zum Melkersson-Rosenthal-Syndrom gehört die Symptomentrias

A. Trigeminusparese, Conjunctivitis, Parotitis
B. Keratitis, Facialisparese, Glossitis
C. Schwerhörigkeit, Polyneuritis, Parotitis
D. Facialisparese, Lingua plicata, Gesichtsschwellung
E. Quincke-Ödem, Abducensparese, Uveitis

3.23 Fragentyp A

Welche Aussage über Geschmacksstörungen trifft nicht zu?

A. Geschmacksempfindungen der vorderen zwei Drittel der Zunge werden im N. lingualis geleitet.
B. Der N. lingualis vereinigt sich mit der Chorda tympani und führt dem N. facialis die Geschmacksafferenzen zu.
C. Facialisläsionen proximal des Ganglion geniculi führen fast immer zu Geschmacksstörungen.
D. Die Geschmacksafferenzen des hinteren Zungendrittels verlaufen im N. glossopharyngeus.
E. Zentrale Geschmacksstörungen sind sehr selten.

3.24 Fragentyp A

Eine einseitige Taubheit kann nicht verursacht sein durch eine (einen, ein)

A. corticalen Prozeß

B. Hirnstammtumor

C. Acusticusneurinom

D. meningeale Carcinose

E. Zerstörung des Cortischen Organs

3.25 Fragentyp A

Welche der folgenden Nystagmusformen ist nicht pathologisch?

A. Vestibulärer, richtungsbestimmter Nystagmus

B. Unerschöpflicher Blickrichtungsnystagmus

C. Dissoziierter Nystagmus

D. Blickparetischer Nystagmus

E. Optokinetischer Nystagmus

3.26 Fragentyp A

Für das menschliche Ohr hörbare Schallfrequenzen reichen von

A. 2 - 2000 Hertz

B. 20 - 20000 Hertz

C. 20 - 20000 Kilohertz

D. 20000 - 30000 Kilohertz

E. 20 - 20000 Megahertz

3.27 Fragentyp A

Welcher der folgenden Anteile des Labyrinthorgans enthält Receptoren für akustische Reize?

A. Ductus semicircularis (Bogengänge)

B. Vestibulum

C. Ductus cochlearis

D. Alle der obigen

E. Keine der obigen

3.28 Fragentyp A

Die schnelle Bewegungskomponente beim optokinetischen Nystagmus

A. ist immer pathologisch

B. ist eine vestibulär ausgelöste Korrekturbewegung

C. ist eine optisch ausgelöste Korrekturbewegung

D. ist eine akustisch ausgelöste Korrekturbewegung

E. dient dem Festhalten des Fixationspunktes

3.29 Fragentyp D

Woran erkennt man eine Parese der Nn. glossopharyngeus und vagus?

1) Herabhängen des Gaumensegels

2) Vermehrte Speichelansammlung im Rachen

3) Abgeschwächter Würgreflex

4) Beeinträchtigung des Schluckaktes

5) Gefühlsstörung der Wangenschleimhaut

Wählen Sie bitte die zutreffenden Aussagenkombination.

A. Nur 1 ist richtig

B. Nur 1 und 2 sind richtig

C. Nur 1, 2 und 3 sind richtig

D. Nur 1, 2, 3 und 4 sind richtig

E. Alle Aussagen sind richtig

3.30 Fragentyp A

Welche der folgenden Regionen wird <u>nicht</u> vom N. glossopharyngeus sensibel versorgt?

A. Äußerer Gehörgang

B. Innenohr

C. Weicher Gaumen

D. Rachen

E. Tonsillennische

3.31 Fragentyp A

Der Würgreflex ist abgeschwächt oder fehlt bei einer Parese des

A. N. trigeminus

B. N. lingualis

C. N. petrosus superficialis

D. N. glossopharyngeus

E. N. hypoglossus

3.32 Fragentyp A

Die Geschmacksfasern aus dem hinteren Zungendrittel werden geleitet im

A. N. facialis

B. N. trigeminus

C. N. glossopharyngeus

D. N. vagus

E. N. hypoglossus

3.33 Fragentyp A

Eine isolierte Recurrensparese äußert sich im Beginn durch

A. abgeschwächten Würgreflex
B. gesteigerten Würgreflex
C. asymmetrisches Gaumensegel
D. Heiserkeit
E. Kulissenphänomen

3.34 Fragentyp A

Welche der folgenden Muskeln werden vom N. accessorius innerviert?

A. M. levator scapulae und M. trapezius
B. M. sternocleidomastoideus und M. trapezius
C. M. sternocleidomastoideus und M. deltoideus
D. M. deltiodeus und M. scalenus
E. M. scalenus und M. digastricus

3.35 Fragentyp A

Welche Aussage über die Trapeziusparese trifft nicht zu?

A. Die betroffene Schulter steht tiefer und sinkt nach vorne ab.
B. Die Nacken-Schulterlinie ist eingesunken.
C. Bei einer Armelevation nach vorn kommt es zur Scapula alata.
D. Das Schlüsselbein steht auf der betroffenen Seite vor.
E. Sie wird gelegentlich nach einer Lymphknotenexstirpation am Hals beobachtet.

3.36 Fragentyp A

Welche Behauptung ist richtig? Bei einseitiger peripherer Hypoglossus-Parese

A. liegt die Zunge zur kranken Seite verlagert im Mund
B. kann die Zunge nicht mehr aus dem Mund herausgestreckt werden
C. weicht die Zunge beim Herausstrecken zur gesunden Seite ab
D. weicht die Zunge beim Herausstrecken zur kranken Seite ab
E. kommt es häufig zum Verschlucken

3.37 3.39
3.38 3.40 Fragentyp B

Ordnen Sie die folgenden Zungenveränderungen den jeweiligen Störungen zu.

3.37 Atrophie
3.38 Funktionseinschränkung ohne Atrophie
3.39 Wulstbildung bei Perkussion
3.40 Unwillkürliche Bewegungen

A. Myotonie
B. Periphere Parese
C. Supranucleäre Parese
D. Extrapyramidale Störung

3.41 Fragentyp A

Bei welcher der folgenden Erkrankungen kommt es häufig zu einer Schädigung des N. hypoglossus in seinem Kerngebiet?

A. Multiple Sklerose
B. Myatrophische (amyotrophische) Lateralsklerose
C. Encephalitis
D. Apoplektischer Insult
E. Diabetische Polyneuritis

4 Krankheiten und Schäden des Gehirns und seiner Hüllen

4.1 Fehlbildungen

4.1.01 Fragentyp A

Welche der folgenden Fehlbildungen ist keine Skelett-anomalie?

A. Cranio-Osteo-Stenose
B. Mikropolygyrie
C. Klippel-Feil-Syndrom
D. Spina bifida occulta
E. Rhachischisis

4.1.02 Fragentyp A

Bei der Arnold-Chiari-Mißbildung findet sich

A. eine Verschmelzung zweier oder mehrerer Halswirbel
B. ein Teil der Medulla oblongata und zungenartige Fortsätze des Kleinhirns unterhalb des Foramen occipitale magnum
C. ein tiefer Haaransatz und eine Meningomyelocele
D. alle der obigen
E. keine der obigen

4.1.03 Fragentyp A

Unter einer craniocervicalen Übergangsstörung versteht man

A. eine Störung der Liquorzirkulation am Foramen occipitale magnum
B. eine Verlagerung der Medulla oblongata nach cranial

C. eine Unterbrechung der in den Hintersträngen geleiteten Impulse in Höhe des Foramen occipitale magnum

D. keine der obigen

E. alle der obigen

4.1.04 Fragentyp A

Welche der folgenden Behauptungen über die basale Impression ist nicht richtig?

A. Die ersten Symptome treten gewöhnlich im Kindesalter auf.

B. Röntgenologisch findet sich gewöhnlich ein Hochstand des Dens epistrophei.

C. Daneben finden sich öfters andere Fehlbildungen wie eine Atlasassimilation oder eine Platybasie.

D. Klinisch steht im Vordergrund meist ein Ausfall caudaler Hirnnerven, ein Nystagmus sowie Ausfälle von Seiten der langen Bahnen.

E. Öfters wird die Fehldiagnose multiple Sklerose gestellt.

4.1.05 Fragentyp D

Welche der folgenden Symptome findet man häufig nebeneinander bei einer frühkindlichen Hirnschädigung?

1) Intelligenzminderung

2) Periphere Paresen

3) Cerebral bedingte Bewegungsstörungen

4) Parkinson Syndrom

5) Verhaltensstörungen

Wählen Sie bitte die zutreffende Aussagenkombination.

A. Nur 1, 2 und 3 sind richtig

B. Nur 1, 3 und 4 sind richtig

C. Nur 1, 3 und 5 sind richtig

D. Nur 1, 3, 4 und 5 sind richtig

E. Alle Aussagen sind richtig

4.1.06 Fragentyp A

Unter einer Oligophrenie versteht man

A. alle angeborenen und erworbenen Minderungen der Intelligenz
B. nur angeborene oder frühkindlich erworbene Intelligenzdefekte
C. nur genetisch bedingte Intelligenzdefekte
D. nur erworbene Intelligenzdefekte
E. nur reversible Intelligenzdefekte

4.1.07 Fragentyp A

Wenn Sie bei einem erwachsenen Patienten eine halbseitige Gliedmaßenhypotrophie mit einer spastischen Parese der gleichen Seite finden, so spricht dies am ehesten für (einen, ein)

A. kontralateral gelegenen atrophisierenden Hemisphärenprozeß
B. cerebrale Durchblutungsstörungen
C. Folgen einer Contusio cerebri
D. Folgen einer frühkindlichen Hirnschädigung
E. Balkengliom

4.1.08 Fragentyp A

Welche der folgenden Behauptungen über die frühkindlich erworbenen Hirnschäden ist <u>nicht</u> richtig?

A. In der Anamnese finden sich häufig Angaben wie Frühgeburt, Cyanose postpartal, Wiederbelebung, Icterus gravis neonatorum.
B. Die Neugeborenen zeigen häufig erst nach einigen Monaten die typische Spastizität.
C. Die Patienten sind immer geistig retardiert.
D. Gelegentlich zeigen die Patienten neben spastischen Lähmungen auch epileptische Anfälle.
E. Sowohl halbseitige wie doppelseitige neurologische Ausfälle werden beobachtet.

4.1.09 Fragentyp A

Welche der folgenden pathologischen Veränderungen führt nicht zu einem Occlusiv-Hydrocephalus?

A. Tumor im 3. Ventrikel
B. Subdurales Hämatom
C. Tumor der hinteren Schädelgrube
D. Obliteration der Foramina Luschkae und Magendi
E. Ependymom des vierten Ventrikels

4.1.10 Fragentyp A

Mit einer Ausnahme sind alle folgenden Behauptungen über die tuberöse Hirnsklerose (Morbus Bourneville) richtig.

A. Typisch ist eine Angiomatose der Retina und des Kleinhirns.
B. Klinisch finden sich Schwachsinn, epileptische Anfälle und ein Adenoma sebaceum.
C. Im Gehirn finden sich knotige Auftreibungen, die große abnorme Astrocyten enthalten.
D. Gelegentlich werden Tumoren im Reizleitungssystem des Herzens beobachtet.
E. Die Veränderungen im Gehirn können maligne entarten.

4.1.11 Fragentyp A

Mit einer Ausnahme können bei allen folgenden Krankheiten röntgenologisch sichtbare intracerebrale Verkalkungen vorkommen:

A. Tuberöse Hirnsklerose
B. Toxoplasmose
C. Hyperparathyreoidismus
D. Hypoparathyreoidismus
E. Nach einer CO-Intoxikation

4.1.12 Fragentyp A

Bei welchen der folgenden Krankheitspaaren kommen bei beiden Erkrankungen intracerebrale Verkalkungen vor?

A. Embolisch metastatische Herdencephalitis und Hypothyreose
B. Craniopharyngeom und erworbene Toxoplasmose
C. Connatale Toxoplasmose und Hypoparathyreoidismus
D. Connatale Lues und Meningeom
E. Morbus Sturge-Weber und subakut sklerosierende Leukencephalitis

4.1.13 4.1.15
4.1.14 Fragentyp B

Den folgenden Formen der Oligophrenie soll die geeignete Beschreibung zugeordnet werden.

4.1.13 Debilität

4.1.14 Idiotie

4.1.15 Imbecillität

A. Völlige Bildungsunfähigkeit
B. Unfähigkeit zum selbständigen Zurechtfinden im praktischen Leben
C. Unfähigkeit, einen Beruf zu erlernen

4.1.16 Fragentyp A

Welche Aussage über die Oligophrenie trifft zu?

A. Sie ist immer exogen bedingt.
B. Sie ist immer endogen bedingt.
C. Die häufigste chromosomale Ursache ist das Langdon-Down-Syndrom.
D. Sie ist in keinem Fall therapierbar.
E. Sie ist identisch mit dem Begriff Demenz.

4.1.17 Fragentyp A

Welche Maßnahmen sind bei einer perinatal erworbenen Oligophrenie indiziert?

A. Medikamentöse Therapie mit zentral stimulierenden Medikamenten

B. Sedierende Medikation

C. Neuroleptica

D. Heilpädagogische Maßnahmen

E. Keine therapeutischen Maßnahmen sind sinnvoll

4.1.18 4.1.20
4.1.19 Fragentyp B

Ordnen Sie die angegebene Symptomenkombination 4.1.18 - 4.1.20 einer intrauterin erworbenen Schädigung den am besten dazu passenden Erreger A - E zu.

4.1.18 Frühgeburt, Mikrocephalie, intracerebrale, intraventriculäre Verkalkung

4.1.19 Sattelnase, Rhinitis, Hepatosplenomegalie, Hutchinsonzähne

4.1.20 Katarakt, Taubheit, Mikrocephalie und Herzfehler

A. Influenza

B. Cytomegalie

C. Rubeola

D. Lues

E. Streptokokken

4.1.21 Fragentyp A

Wann spricht man im Kindesalter von Demenz?

A. Wenn der prä- oder perinatal erworbene Intelligenzdefekt im weiteren Verlauf der Entwicklung zunimmt.

B. Wenn man nach anfangs normaler Entwicklung im Kindesalter einen Stillstand oder Rückschritt der geistigen Entwicklung beobachtet.

C. Wenn sich zum Intelligenzdefekt neurotische Fehlhaltungen einstellen.

D. Immer dann, wenn eine schwere cerebrale Minderleistung beim Kind vorliegt.

E. Wenn von der cerebralen Minderleistung alle Hirnfunktionen betroffen sind.

4.2 Raumfordernde Prozesse

4.2.01 Fragentyp A

Der Aquaeductus cerebri verbindet

A. den linken mit dem rechten Seitenventrikel

B. den Seitenventrikel mit dem 3. Ventrikel

C. den 3. Ventrikel mit dem 4. Ventrikel

D. den 4. Ventrikel mit dem Spinalkanal

E. den 4. Ventrikel mit der Cisterna magna

4.2.02 Fragentyp A

Bei allen außer einer der folgenden Erkrankungen kann es zu einem Papillenödem kommen:

A. Retinitis pigmentosa

B. Maligne Hypertonie

C. Chronisch respiratorische Insuffizienz

D. Neuritis nervi optici

E. Hypoparathyreoidismus

4.2.03 Fragentyp A

Wenn das funduskopische Bild einer Stauungspapille nicht sicher von dem einer Retrobulbärneuritis zu unterscheiden ist, spricht welcher Befund eher für eine Stauungspapille?

A. Erhaltene zentrale Sehschärfe

B. Temporales und nasales Papillenödem

C. Papillenprominenz mehr als 1 Dioptrie

D. Skotom für die Farbe rot

E. Periphlebitis retinae

4.2.04 Fragentyp A

Welche der folgenden Behauptungen über das funduskopische Bild der Stauungspapille ist nicht richtig?

A. Die Papille ist breiter, ihre Grenzen sind unscharf.

B. Das Papillengewebe ist durch eine Erweiterung der gestauten Capillaren rötlich.

C. Oft sieht man auf der gestauten Papille oder in ihrer Umgebung streifige Blutungen.

D. Die Arterien erscheinen verbreitert, die geschlängelten Venen extrem verengt.

E. Die Papille ist promiment.

4.2.05 Fragentyp A

Welcher der folgenden Befunde in einem cerebralen Angiogramm kann ein Hinweis auf das Vorliegen eines raumfordernden Prozesses sein?

A. Eine Lageveränderung einzelner Hirngefäße

B. Gefäßneubildungen

C. Das Vorkommen eines gefäßarmen Gebietes

D. Die Darstellung von Venen während der arteriellen Phase

E. Alle der obigen

4.2.06 Fragentyp A

Im Anfangsstadium von Hirntumoren findet man häufig nur allgemeine Tumorsymptome. Welches der folgenden Symptome wäre für einen Tumor untypisch?

A. Psychische Veränderungen

B. Undulierendes Fieber

C. Kopfschmerz

D. Reizbarkeit

E. Epileptische Anfälle

4.2.07 4.2.09
4.2.08 Fragentyp B

Ordnen Sie den folgenden Hirntumoren die passende Beschreibung zu.

4.2.07 Spongioblastom

4.2.08 Glioblastom

4.2.09 Medulloblastom

A. Gutartiger Tumor, der von der Dura mater ausgeht

B. Gutartiger Tumor, der in der Medulla oblongata wächst

C. Langsam wachsender Tumor vorwiegend des Jugend- und Kindesalters, häufig im Kleinhirn lokalisiert

D. Infiltrierend wachsender Tumor des Erwachsenenalters (vorwiegend um das 50. Lebensalter)

E. Rasch wachsender Tumor, strahlenempfindlich, vorwiegend des Kindes- und Jugendalters

4.2.10 Fragentyp A

Der häufigste Sitz von Neurinomen ist der

A. sensible Anteil des V. Hirnnerven

B. motorische Anteil des V. Hirnnerven

C. motorische Anteil des VII. Hirnnerven

D. vestibuläre Anteil des VIII. Hirnnerven

E. cochleäre Anteil des VIII. Hirnnerven

4.2.11 Fragentyp A

Welche der folgenden Aussagen über Meningeome trifft nicht zu?

A. Meningeome wachsen infiltrierend in die Dura und in benachbarte Knochen.
B. Meningeome gehen vom arachnoidalen Deckendothel der Pacchioni-Granulationen aus.
C. Hirndruck ist ein Frühsymptom dieser Geschwülste.
D. Meningeome sind strahlenresistent.
E. Meningeome rufen im Knochen der Schädelkalotte reaktive Hyperostosen hervor.

4.2.12
4.2.13 Fragentyp B

Ordnen Sie den folgenden Tumoren die am ehesten passende Beschreibung zu.

4.2.12 Craniopharyngeom
4.2.13 Hypophysenadenom

A. Auf Röntgenbildern des Schädels findet man in der Regel keine pathologischen Veränderungen.
B. Die Geschwulst tritt bei Erwachsenen meistens zwischen dem 30. und 50. Lebensjahr auf.
C. Man findet häufig Kalkeinlagerungen im Tumor.
D. Das Echoencephalogramm ist oft in typischer Weise verändert.
E. Geruchsstörungen sind ein häufiges Frühsymptom.

4.2.14 Fragentyp A

Bei welchem der folgenden Tumoren findet man selten eine Stauungspapille?

A. Glioblastom
B. Eosinophiles Hypophysenadenom
C. Astrocytom
D. Ependymom
E. Craniopharyngeom

4.2.15 Fragentyp A

Bei Hirnmetastasen ist der häufigste Primärtumor das

A. Schilddrüsencarcinom
B. Bronchialcarcinom
C. Coloncarcinom
D. primäres Lebercarcinom
E. Melanoblastom

4.2.16 Fragentyp A

Welche der folgenden Untersuchungsmethoden führt bei der Suche nach einer intracerebralen Raumforderung am ehesten zur Diagnose?

A. Cerebrale Angiographie
B. Elektroencephalographie
C. Pneumencephalographie
D. Computertomographie
E. Echoencephalographie

4.2.17 Fragentyp A

Kontraindikationen gegen die Durchführung eines Pneumencephalogramms sind

A. eine Erhöhung des Liquor-Eiweißes auf über 50 mg%
B. das Vorliegen einer intracerebralen Verkalkung
C. eine deutliche intrakranielle Drucksteigerung
D. ein Hypertonus von 180/11 mm Hg
E. keine der obigen

4.2.18 Fragentyp A

Auf einem a.p.-Röntgenbild des Schädels sieht man ein verkalktes Corpus pineale 1 1/2 cm li. der Mittellinie. Dies ist

A. ohne jede klinische Bedeutung

B. ein möglicher Hinweis auf einen intrakraniellen raumfordernden Prozeß

C. ein Hinweis auf das Vorliegen eines Corpus-pineale-Tumors

D. alle der obigen

E. keine der obigen

4.2.19 Fragentyp A

Welche der folgenden Aussagen bezüglich der diagnostischen Bedeutung des Hirnszintigramms ist falsch?

A. Hirnabscesse können mit großer Sicherheit lokalisiert werden.

B. Intrakranielle Blutungen führen zu einer umschriebenen Mehrspeicherung.

C. Postapoplektische Erweichungsherde sind bis zu 1 Jahr unverändert nachweisbar.

D. Meningeome, Glioblastome und Metastasen stellen sich meist gut dar.

E. Arteriovenöse Gefäßmißbildungen führen meist zu einer im Perfusionsszintigramm erfaßbaren regionalen Steigerung der Hirndurchblutung

4.2.20 Fragentyp A

Welche der folgenden Aussagen über die diagnostische Bedeutung des Echoencephalogramms trifft nicht zu?

A. Es kann einen Hinweis auf das Vorliegen einseitiger epi- und subduraler Hämatome geben.

B. Es kann bei einem Hemisphärentumor einen diagnostischen Hinweis geben. Das Mittelecho ist bei Hemisphärentumoren nicht selten zur Gegenseite verschoben.

C. Es kann zur Diagnose eines Hydrocephalus beitragen.

D. Die Ventrikelmessung kann zur Diagnose einer infratentoriellen Raumforderung beitragen.

E. Es ist eine wichtige Untersuchung zur Lokalisation von Hirntumoren.

4.2.21 Fragentyp A

Welche der folgenden Untersuchungsmethoden ist zum Ausschluß eines raumfordernden Hemisphärenprozesses am geeignetsten?

A. Hirnszintigramm

B. Angiogramm

C. Pneumencephalogramm

D. Computertomogramm

E. Liquoruntersuchung mit Druckmessung

4.2.22 Fragentyp A

Welcher der folgenden Hirntumoren kann durch eine operative Entfernung gewöhnlich nicht erfolgreich behandelt werden?

A. Meningeom

B. Kleinhirnbrückenwinkelneurinom

C. Glioblastom

D. Hypophysenadenom

E. Kleinhirnspongioblastom

4.2.23 Fragentyp A

Eliminieren Sie die falsche Aussage über Medulloblastome.

A. Es sind Geschwülste des Kindes- und Jugendalters.

B. Ihre häufigste Lokalisation ist das Kleinhirn.

C. Sie sind nicht strahlenempfindlich.

D. Eine Radikaloperation ist in der Regel nicht möglich.

E. Es kann zur spinalen Metastasierung kommen.

4.2.24 Fragentyp A

Ein 55jähriger Patient beschreibt anamnestisch ein einseitiges Ohrensausen seit 2 Monaten. Im Verlauf des letzten Monats habe er auch Kopfschmerzen, Schwindel und Hörverlust bemerkt. Welcher Hirntumor kann am ehesten diese Symptomatik hervorrufen?

A. Balkengliom

B. Kleinhirnbrückenwinkelneurinom

C. Craniopharyngeom

D. Medulloblastom

E. Kleinhirnspongioblastom

4.2.25 Fragentyp A

Ein 50jähriger Patient beschreibt in der Anamnese seit Monaten zunehmende Kopfschmerzen, Konzentrationsstörungen, unsystematischen Schwindel, eine Schwäche der rechten Extremitäten und 2 Grand-mal-Anfälle. Woran würde Sie diese Symptomatik denken lassen?

A. An eine cerebrale Gefäßerkrankung

B. An einen Hirntumor

C. An ein okkultes Malignom

D. An eine Depression

E. An keine der obigen Möglichkeiten

4.3 Sogenannte degenerative Prozesse

4.3.01 Fragentyp A

Welche der folgenden Untersuchungen ist von entscheidender Bedeutung für die Diagnose: "Hirnatrophischer Prozeß"?

A. Liquoruntersuchung

B. Computertomographie

C. EEG

D. Hirnszintigramm

E. Carotisangiographie

4.3.02 Fragentyp A

Störungen der Motorik bei Erkrankungen des extrapyramidalen Systems können sich in 2 Haupttypen manifestieren:

A. Spastisches und hyperkinetisches Syndrom

B. Hypertonisches und hypokinetisches Syndrom

C. Hypokinetisches und spastisches Syndrom

D. Asthenisches und ataktisches Syndrom

E. Ataktisches und spastisches Syndrom

4.3.03 4.3.05
4.3.04 Fragentpy B

Ordnen Sie den folgenden Bewegungsstörungen die geeignete Beschreibung zu.

4.3.03 Chorea

4.3.04 Athetose

4.3.05 Ballismus

A. Unwillkürliche, schleudernde Bewegungen

B. Langsame, wurmartige Bewegungen

C. Rasche, unwillkürliche Bewegungen

D. Rigidität aller Extremitäten

E. Fehlende Willkürbewegungen

4.3.06 4.3.08
4.3.07 4.3.09 Fragentyp B

Ordnen Sie den folgenden Bewegungsstörungen den Läsionsort zu.

4.3.06 Ballismus

4.3.07 Athetose

4.3.08 Chorea

4.3.09 Myoklonien

A. Nucleus lentiformis

B. Durch Läsionen auf verschiedenen Ebenen des ZNS auslösbar

C. Nucleus subthalamicus

D. Nucleus dentatus

E. Corpus striatum

4.3.10 4.3.12
4.3.11 Fragentyp B

Ordnen Sie den degenerativen Erkrankungen die passende Angabe zu.

4.3.10 Picksche Atrophie

4.3.11 Alzheimersche Erkrankung

4.3.12 Senile Demenz

A. Tritt bevorzugt jenseits des 65. Lebensjahres auf.

B. Die Degeneration betrifft bevorzugt den Stirn- und Schläfenlappen.

C. Pathognomonisch ist ein Parkinson-Syndrom.

D. Häufig kommt es schon früh zu aphasischen und apraktischen Störungen.

E. Die Erkrankung kann bereits zwischen dem 10. und 20. Lebensjahr manifest werden.

4.3.13 Fragentyp A

Alle außer einer der folgenden Schädigungen können die Ursache eines Parkinson-Syndroms sein:

A. Meningitis

B. Encephalitis

C. Arteriosklerose

D. Hirntumor

E. Intoxikation

4.3.14 Fragentyp A

Die drei Kardinalsymptome des Parkinson-Syndroms sind

A. Hyperkinese, Rigor und Tremor

B. Hyperkinese, Spastik und Tremor

C. Akinese, Spastik und Ataxie

D. Akinese, Spastik und Tremor

E. Akinese, Rigor und Tremor

4.3.15 Fragentyp A

Außer den Kardinalsymptomen findet man beim Parkinson-Syndrom häufig:

A. Pyramidenbahnzeichen

B. Faszikulieren

C. Vegetative Symptome mit Hypersalivation

D. Fehlen des Glabellareflexes

E. Taschenmesserphänomen

4.3.16 Fragentyp A

In der Parkinsonkrise findet man alle außer einem der folgenden Symptome:

A. Hohes Fieber

B. Ausgeprägten Rigor

C. Extreme Akinese

D. Streckkrämpfe

E. Schweißausbrüche

4.3.17 Fragentyp A

Beim Parkinson-Syndrom findet man pathologisch-anatomisch regelmäßig Veränderungen im (in der)

A. Nucleus subthalamicus

B. Substantia nigra

C. Nucleus fastigius

D. motorischen Hirnrinde

E. Nucleus ruber

4.3.18 Fragentyp A

Welche Aussage zur Pathophysiologie des Parkinson-Syndroms trifft zu?

A. Es handelt sich um eine verminderte Freisetzung von Dopamin in der Substantia nigra.

B. Es handelt sich um ein striäres Dopaminmangel-Syndrom, verursacht durch eine Funktionsstörung der von der Substantia nigra ausgehenden Bahnen.

C. Es handelt sich um einen beschleunigten Dopaminabbau in der Substantia nigra.

D. Es handelt sich um einen Untergang von Dopaminreceptoren in der Substantia nigra

E. Es handelt sich um eine Dopaminanreicherung in den Stammganglien.

4.3.19 Fragentyp A

Welche der folgenden Störungen gehört nicht zum Parkinson-Syndrom?

A. Propulsionsphänomen

B. Mikrographie

C. Beugesynergien

D. Salbengesicht

E. Zahnradphänomen

4.3.20 Fragentyp A

Eliminieren Sie die falsche Aussage über den Tremor beim Parkinson-Syndrom.

A. Die Frequenz ist in der Regel 4-8/sec.

B. Er verschwindet im Schlaf.

C. Er wird durch Aufregung verstärkt.

D. Bei Intention wird er meistens verringert.

E. Er ist ein obligates Symptom des Parkinson-Syndroms.

4.3.21 Fragentyp A

Eliminieren Sie die falsche Antwort über die Chorea minor (Sydenham).

A. Die Erkrankung tritt vorwiegend im Kindesalter auf.

B. Die Erkrankung zeigt sich oft zuerst durch typische Labilität und Reizbarkeit.

C. Klinisch findet man einschießende, distal betonte, unwillkürliche Bewegungen.

D. Der Liquor ist fast immer normal.

E. Die Prognose ist schlecht, da die Erkrankung unter stetiger Progredienz zur Invalidisierung führt.

4.3.22 Fragentyp A

Die Chorea Huntington ist eine

A. parainfektiöse Erkrankung
B. heredodegenerative Erkrankung
C. Autoimmunerkrankung
D. hypoxische Encephalopathie
E. Phakomatose

4.3.23 Fragentyp A

Die Chorea Huntington manifestiert sich meistens im (in)

A. Kindesalter
B. der Pubertät
C. 4. - 5. Lebensalter
D. Senium
E. Es gibt kein Prädilektionsalter

4.3.24 Fragentyp A

Welches der folgenden Symptome gehört nicht zur Chorea Huntington?

A. Hypertonie
B. Hyperkinese
C. Demenz
D. Organische Wesensänderung
E. Symptomatische Psychose

4.3.25 Fragentyp A

Bei der hepatolenticulären Degeneration (Wilsonsche Erkrankung) kommt es mit einer Ausnahme zu allen der folgenden neurologischen Störungen:

A. Symptomatische Psychose

B. Hyperkinesen

C. Dysarthrie

D. Rigor, Tremor

E. Polyneuropathie

4.3.26 Fragentyp A

Welche der folgenden Behauptungen über die hepatolenticuläre Degeneration ist <u>nicht</u> richtig?

A. Die Erkrankung wird durch eine Störung des Kupferstoffwechsels hervorgerufen.

B. Das Coeruloplasmin im Plasma ist stark vermindert.

C. Beweisend für diese Erkrankung ist der Kayser-Fleischer-Ring, eine Ablagerung von gelblichbraunem Kupfer in der Retina.

D. Bei etwa 25% der Patienten kommt es nur zur Lebercirrhose und zu keinen wesentlichen neurologischen Ausfällen.

E. Im Vordergrund des klinischen Bildes stehen Intentionstremor, Rigor, Hyperkinese und Dysarthrie.

4.3.27 Fragentyp A

Welche der folgenden Behandlungen ist zur Therapie des Parkinson-Syndroms <u>nicht</u> geeignet?

A. Krankengymnastik

B. L-Dopa

C. Amantadin

D. Cholinesterasehemmer

E. Anticholinergica

4.3.28 Fragentyp A

Eine stereotaktische Operation ist beim Parkinson-Syndrom indiziert bei

A. wiederholter Parkinsonkrise
B. zunehmender organischer Wesensveränderung
C. medikamentös induzierten Dyskinesen
D. ausgeprägter Akinese
E. ausgeprägtem Tremor

4.3.29 Fragentyp A

Bei welcher der folgenden Erkrankungen kann eine gezielte Therapie während der ersten Lebensjahre eine schwere Hirnschädigung verhindern?

A. Trisomie 21
B. M. Gaucher
C. Leukodystrophie
D. Phenylketonurie
E. Porencephalie

4.3.30 Fragentyp A

Die Therapie der Wilsonschen Erkrankung besteht in (der Gabe von)

A. Neuroleptica
B. Sedativa
C. D-Penicillamin
D. Antibiotica
E. keiner speziellen Therapie

4.3.31 Fragentyp A

Welche der folgenden Maßnahmen ist in jedem Fall bei der Chorea Huntington erforderlich?

A. Sofortige Heimunterbringung
B. Schutzmaßnahmen vor Selbstverletzung
C. Familienberatung
D. Antibioticaschutz
E. Sedativaversorgung

4.3.32 Fragentyp A

Bei welcher der folgenden Erkrankungen ist die Ausscheidung von Sulfatiden im Urin erhöht und die Aktivität der Arylsulfatase A im Leucozytenkonzentrat vermindert?

A. M. Wilson
B. Phenylketonurie
C. Refsum-Syndrom
D. Metachromatische Leukodystrophie
E. M. Gaucher

4.4 Entzündliche Prozesse und Entmarkungskrankheiten

4.4.01 Fragentyp A

Typische Erreger einer eitrigen Meningitis sind mit einer Ausnahme:

A. Toxoplasma gondii
B. Meningokokken, Pneumokokken
C. Staphylokokken
D. Haemophilus influenzae
E. Streptokokken

4.4.02 Fragentyp A

Welches der folgenden klinischen Bilder ist typisch für eine Virusinfektion des Nervensystems?

A. Blande Meningitis

B. Radiculomyelitis

C. Meningoencephalitis, Encephalitis

D. Hirnnervenausfälle

E. Alle der obigen werden beobachtet

4.4.03 Fragentyp D

Typische Erreger einer lymphocytären Meningitis sind:

1) Coxsackie-A- und -B-Viren

2) Echoviren und Myxoviren

3) Arboviren und Adenoviren

4) Leptospiren und Toxoplasma gondii

5) Tuberkelbakterien und Pilze

Wählen Sie bitte die zutreffende Aussagenkombination.

A. Alle Aussagen sind richtig

B. Nur 1, 2, 3 und 4 sind richtig

C. Nur 1, 2 und 3 sind richtig

D. Nur 4 und 5 sind richtig

E. Nur 1, 2, 3 und 5 sind richtig

4.4.04 Fragentyp D

Eitererreger können auf folgende Weise in die Meningen gelangen:

1) Hämatogen bei Generalisierung einer bakteriellen Infektion
2) Fortgeleitet von einer Otitis media
3) Fortgeleitet durch eine Rhinoliquorrhoe
4) Bei offener Hirnverletzung
5) Fortgeleitet bei chronischer Cholesteatomeiterung

Wählen Sie bitte die zutreffende Aussagenkombination.

A. Nur 1 und 4 sind richtig
B. Nur 1, 2 und 4 sind richtig
C. Nur 1, 2, 3 und 4 sind richtig
D. Nur 1, 2, 4 und 5 sind richtig
E. Alle Aussagen sind richtig

4.4.05 Fragentyp A

Die häufigste Ursache einer akuten lymphocytären Meningitis ist eine

A. Meningokokkeninfektion
B. Pneumokokkeninfektion
C. Sarkoidose
D. virale Infektion
E. Toxoplasmose

4.4.06 Fragentyp A

Die häufigste Ursache von Encephalitiden sind

A. Bakterien
B. Viren
C. Pilze
D. Rickettsien
E. Toxoplasmen

4.4.07 Fragentyp D

Welche Beschwerden bei einem Patienten mit multipler Sklerose weisen auf eine retrobulbäre Neuritis hin?

1) Lichtsensationen bei Bulbusbewegungen
2) Bitemporale Hemianopsie
3) Bulbusschmerzen
4) Visusverlust
5) Conjunctivitis

Wählen Sie bitte die zutreffende Aussagenkombination.

A. Nur 1, 3 und 4 sind richtig
B. Nur 2, 3 und 4 sind richtig
C. Nur 2, 4 und 5 sind richtig
D. Nur 4 ist richtig
E. Alle Aussagen sind richtig

4.4.08 Fragentyp A

Welche Aussage über die retrobulbäre Opticusneuritis trifft <u>nicht</u> zu?

A. Das papillomaculäre Bündel ist besonders betroffen.
B. Die Patienten haben Schwierigkeit, kleine Schrift zu lesen.
C. Als frühestes ophthalmologisches Zeichen findet man ein Zentralskotom für die Farbe rot.
D. Eine temporale Abblassung kann als Defektzustand zurückbleiben.
E. Als häufigstes Defektsymptom findet man eine Vergrößerung des blinden Flecks.

4.4.09 Fragentyp A

Welches der folgenden Symptome wird bei der multiplen Sklerose nie beobachtet?

A. Blasenstörung

B. Horizontaler Blickrichtungsnystagmus

C. Trigeminus-Neuralgie

D. Demenz

E. Alle der genannten Störungen können beobachtet werden.

4.4.10 Fragentyp A

Prädilektionsstellen von Entmarkungsherden im Gehirn sind alle außer einer der folgenden Strukturen:

A. Brücke mit Augenmuskelkernen

B. Sehnerv

C. Occipitale Hirnrinde

D. Kleinhirn

E. Kleinhirnstiele

4.4.11 Fragentyp A

Welcher Form der Neurolues würden Sie die Symptomenkombination reflektorische Pupillenstarre, progrediente Demenz, Affektstörungen, verwaschene Sprache zuordnen?

A. Tabes dorsalis

B. Lues cerebrospinalis

C. Lues latens seropositiva

D. Progressive Paralyse

E. Lues connata

4.4.12 Fragentyp A

Bei einem 21jährigen Mann kommt es ein Jahr nach einem Motorradunfall, bei dem er eine Schädelfraktur erlitt, zum plötzlichen Auftreten einer Pneumokokken-Meningitis. Woran muß ätiologisch gedacht werden?

A. An eine postcontusionelle Resistenzschwäche gegen Pneumokokken

B. An eine Liquorfistel

C. An eine Pneumokokken-Pneumonie

D. An einen γ-Globulin-Mangel

E. Es besteht kein logischer Zusammenhang zwischen Trauma und Infekt

4.4.13 Fragentyp A

Welcher Befund läßt bei einem Patienten mit Fieber, Kopfschmerzen und focalen Anfällen am ehesten an das Vorliegen einer Encephalitis denken?

A. Herzrhythmusstörungen

B. Das Auftreten eines organischen Psychosyndroms

C. Einseitige Mydriasis

D. Déviation conjugée

E. Im Liquor Eiweißvermehrung bei normaler Zellzahl

4.4.14 Fragentyp A

Welche der folgenden Erkrankungen kann die Ursache einer metastatischen Herdencephalitis sein?

A. Bakterielle Allgemeininfektion

B. Bronchiektasen

C. Lungenabsceß

D. Endokarditis

E. Alle der obigen

4.4.15 Fragentyp A

Eine Hypotonie der Skelettmuskulatur bei der Tabes dorsalis ist in der Regel zurückzuführen auf eine Schädigung der

A. γ-Motoneuronen
B. Hinterstränge
C. Hinterwurzeln
D. Vorderwurzeln
E. Pyramidenbahnen

4.4.16 Fragentyp A

Die Chorea minor (Sydenham) ist eine

A. rheumatische Gehirnentzündung
B. Streptokokken-Encephalitis
C. spontane degenerative Erkrankung, von der hauptsächlich das Corpus striatum betroffen ist
D. heredodegenerative Erkrankung
E. durch Phenothiazin-Medikation hervorgerufene Erkrankung

4.4.17 Fragentyp A

Wo findet man pathologisch-anatomisch bei der Meningitis tuberculosa die schwersten Veränderungen?

A. An den Meningen der Hirnbasis und des Rückenmarks
B. An den Meningen der Konvexität des Gehirns
C. In der Falx cerebri
D. In der Falx cerebelli
E. In der gesamten Spinnwebenhaut (Arachnoidea)

4.4.18 Fragentyp A

Welche der folgenden Symptomkombinationen beschreibt am ehesten die klinische Symptomatik des Hirnabscesses?

A. Kopfschmerzen, Bewußtseinstrübung, Herdsymptome, Nackensteife

B. Basale Hirnnervenausfälle, Kopf- und Muskelschmerzen, Psychosyndrome

C. Stauungspapille, poliomyelitisähnliche Lähmungen, Krampfanfälle

D. Hirndruckzeichen, aufsteigende Lähmungen, Facialisparese

E. Alle der obigen klinischen Bilder kommen vor.

4.4.19 Fragentyp A

Welche Aussage über die chronische lymphocytäre Meningitis trifft <u>nicht</u> zu?

A. Ätiologisch kommt u.a. in Betracht eine Tuberkulose, eine Boecksche Sarkoidose und eine Toxoplasmose.

B. Sie kann durch eine Pilzinfektion verursacht sein.

C. Im EEG findet man Allgemeinveränderungen.

D. Nackensteifigkeit und Nervendehnungszeichen können fehlen.

E. Umschriebene neurologische Ausfälle treten dabei praktisch nie auf.

4.4.20 Fragentyp A

Welche 2 serologischen Reaktionen sind zum Nachweis einer Toxoplasmose durchzuführen?

A. Latextest und Nelson-Test

B. KBR nach Westphal und Sabin-Feldman-Test

C. FTA-Test und Cardiolipin-Flockungstest

D. Paul-Bunnel-Test und Coombs-Test

E. Weltmann-Test und Schilling-Test

4.4.21 Fragentyp A

Welche der folgenden Aussagen über die Encephalitis lethargica (Economo) ist falsch?

A. Die Krankheit tritt epidemisch auf.

B. Am häufigsten sind perivasculäre entzündliche Infiltrate in der Substantia nigra und im Oculomotorius-Kerngebiet.

C. Bei der ophthalmoplegischen Form findet man sowohl äußere als auch innere Augenmuskelparesen.

D. Durch die Veränderungen im Pallidum kommt es häufig zum postencephalitischen Parkinson-Syndrom.

E. Als Ursache werden Viren angenommen.

4.4.22 Fragentyp A

Welcher der folgenden Befunde ist nicht für eine Tabes dorsalis typisch?

A. Stecknadelkopfenge Pupillen

B. Hinterstrangsyndrom

C. Blasenstörungen

D. Lanzinierende Schmerzen

E. Reflexsteigerung

4.4.23 Fragentyp A

Welche der folgenden Drogen eignet sich zur Therapie einer Sarkoidose?

A. Cortison

B. Penicillin

C. Cytostatica

D. Ampicillin

E. Streptomycin

4.4.24 Fragentyp A

Von welcher der folgenden Drogen konnte gezeigt werden, daß sie - bei dauernder Einnahme - den Verlauf einer multiplen Sklerose positiv beeinflussen kann?

A. Corticosteroide

B. Azathioprin

C. Pyrimethamin

D. Myambutol

E. Butazolidin

4.4.25 Fragentyp A

Welche der folgenden Drogen ist bei einer Toxoplasmose wirksam?

A. Corticosteroide

B. Azathioprin

C. Pyrimethamin

D. Myambutol

E. Butazolidin

4.4.26 Fragentyp A

Welche Kombination von Medikamenten würden Sie in der Therapie einer Meningitis tuberculosa einsetzen?

A. Pyrimethamin und Trimethoprim

B. Azathioprin und Cortison

C. Cortison und Streptomycin

D. Isoniazid, Ethambutol, Rifampicin

E. Azathiprin, Isoniazid und Streptomycin

4.5 Traumen

4.5.01 Fragentyp A

Welches der folgenden Schädel-Hirntraumen geht immer mit einer Knochenverletzung einher?

A. Schädelprellung

B. Commotio cerebri

C. Contusio cerebri

D. Concussio cerebri

E. Alle der obigen

4.5.02 Fragentyp A

Eine Contusio cerebri kann dadurch von einer Commotio cerebri unterschieden werden, daß

A. die Bewußtlosigkeit und der posttraumatische Dämmerzustand länger als 1/2 Stunde dauern

B. es immer zu einer klinisch oder röntgenologisch sichtbaren Verletzung des Schädels kommt

C. mehrere Wochen eine orthostatische Dysregulation zu beobachten ist

D. bei der Contusio cerebri sich in der Regel Symptome finden lassen, die auf eine herdförmige Gehirnläsion hindeuten

E. Keine der obigen Antworten ist richtig.

4.5.03 Fragentyp A

Welches der folgenden Symptome ist das Kardinalsymptom einer Gehirnerschütterung

A. Retrograde Amnesie

B. Vegetative Reizsymptome

C. Focale neurologische Ausfälle

D. Sofort einsetzende Bewußtlosigkeit

E. Erbrechen

4.5.04 Fragentyp A

Welche der folgenden Störungen tritt gewöhnlich nicht nach contusionellen Hirnschädigungen auf?

A. Herdsymptome des Hirnstammes

B. Petit-mal-Epilepsie

C. Grand-mal-Epilepsie

D. Contusionspsychosen

E. Psychopathologische Defektzustände (z.B. Wesensänderung)

4.5.05 Fragentyp A

Mögliche Folgen einer schweren Contusio cerebri sind mit einer Ausnahme eine (ein)

A. Anosmie

B. Areflexie

C. blutiger Liquor

D. Subduralhämatom

E. Aphasie

4.5.06 Fragentyp A

Welcher der folgenden Befunde wird gewöhnlich nicht nach einer Commotio cerebri beobachtet?

A. Retrograde Amnesie

B. Kopfschmerzen

C. Posttraumatischer Dämmerzustand

D. Erbrechen

E. Focale, langsame Aktivität im EEG

4.5.07 Fragentyp A

Unter einer retrograden Amnesie versteht man einen

A. Gedächtnisverlust zwischen dem Moment des Unfalls und dem Moment des Wiederaufwachens aus der Ohnmacht
B. Gedächtnisverlust für Ereignisse vor dem Unfall
C. Gedächtnisverlust für alle Ereignisse vor und nach dem Unfall
D. sich langsam in die Vergangenheit ausdehnenden Gedächtnisverlust für alle Ereignisse nach, besonders aber auch vor dem Unfall
E. zeitlich begrenzten Gedächtnisverlust für Ereignisse nach dem Unfall

4.5.08 Fragentyp A

Ein Epiduralhämatom ist eine Blutansammlung

A. zwischen Dura und Schädelkalotte als Folge einer Zerreißung einer Meningealarterie
B. zwischen Arachnoidea und Dura als Folge einer Zerreißung einer Meningealarterie
C. zwischen Dura und Gehirn als Folge einer Zerreißung von Brückenarterien
D. zwischen Dura und Schädelkalotte als Folge einer Zerreißung von Brückenvenen
E. zwischen Dura und Schädelkalotte als Folge einer Zerreißung eines Venensinus

4.5.09 Fragentyp A

Bei einem 60jährigen, bisher gesunden Mann kommt es 2 Wochen nach einem banalen Kopftrauma, das nur geringe Beschwerden verursacht hatte, zum Auftreten von Kopfschmerzen, die von Schläfrigkeit und Bewußtseinsstörungen gefolgt sind; für einige Stunden kommt es jedoch immer wieder zum Verschwinden fast aller Beschwerden und zur Besserung der Kopfschmerzen. Eine neurologische Untersuchung zeigt mit Ausnahme auffallend brüsker Muskeldehnungsreflexe keine auffälligen Befunde. An welche der folgenden Erkrankungen muß man bei dieser Anamnese vor allem denken?

A. Intermittierende Durchblutungsstörungen nach einer traumatisch bedingten Thrombose der Arteria carotis communis

B. Intracerebrales Hämatom

C. Chronisches Subduralhämatom

D. Epiduralhämatom

E. Virusmeningitis

4.5.10 Fragentyp A

Welche Gefahr droht einem Patienten von seiten einer Liquorfistel, die durch einen Schädelbruch entstanden ist?

A. Chronisches Liquorüberdrucksyndrom

B. Posttraumatische Epilepsie

C. Hydrocephalus internus

D. Durchwanderungsmeningitis

E. Alle der obigen

4.5.11 Fragentyp A

Welche Aussage über die posttraumatische Epilepsie trifft nicht zu?

A. Sie tritt fast nur nach schweren Schädel-Hirntraumen auf.

B. Die ersten Anfälle treten in den meisten Fällen 2 bis 3 Jahre nach dem Trauma auf.

C. Posttraumatische Anfälle sind in den meisten Fällen vom Grand-mal-Typ.

D. Rein focale Anfälle kommen vor.

E. Zur Behandlung ist sowohl Diphenylhydantoin als auch Primidon geeignet.

4.6 Gefäßkrankheiten

4.6.01 Fragentyp A

Bei plötzlicher totaler Ischämie von Gehirngewebe finden sich irreversible histologisch faßbare Veränderungen bereits nach

A. 10 Sekunden

B. 30 Sekunden

C. 3 Minuten

D. 10 Minuten

E. 25 Minuten

4.6.02 Fragentyp A

Welche Aussage über die Hirnarteriosklerose trifft <u>nicht</u> zu?

A. Sie kann sowohl eine transitorische ischämische Attacke als auch einen Schlaganfall hervorrufen.

B. Die Symptome einer Hirnarteriosklerose manifestieren sich am häufigsten im 6. Lebensjahrzehnt, können jedoch auch früher auftreten.

C. Bei einer transitorischen ischämischen Attacke im Rahmen einer Hirnarteriosklerose muß man besonders auf extrakranielle Stenosen achten.

D. Eine symptomatische Psychose kann nicht auf einer Hirnarteriosklerose beruhen.

E. Bei einer Hirnarteriosklerose treten häufig nächtliche Verwirrtheitszustände auf.

4.6.03 Fragentyp A

Eine transitorische cerebrale Attacke kann ausgelöst werden durch (eine, einen)

A. Stenose der Arteria carotis interna

B. Blutdruckabfall bei einer Gefäßsklerose

C. Hypoglykämie

D. Herzrhythmusstörungen

E. alle der obigen

4.6.04 Fragentyp A

Nach welcher Zeit müssen bei einer cerebralen Durchblutungsstörung die Herdsymptome abgeklungen sein, damit sie definitionsgemäß als transitorische ischämische Attacke bezeichnet werden können?

A. 10 Minuten

B. 1 Stunde

C. 10 Stunden

D. 24 Stunden

E. 2 Tage

4.6.05 Fragentyp A

Welche Aussage über cerebrale Thrombosen trifft nicht zu?

A. Sie können Sinus oder innere Hirnnerven verschließen.

B. Sie können Blutungen und Hirndruck verursachen.

C. Sie können mit neurologischen und psychiatrischen Störungen einhergehen.

D. Eine Pleocytose des Liquors schließt die Diagnose aus.

E. Der Liquor kann hämorrhagisch, aber auch normal sein.

4.6.06 Fragentyp A

Bei einem extrakraniellen Verschluß der Arteria carotis interna führt eine wichtige Collateralverbindung zwischen der Arteria carotis externa und dem Carotissiphon über (die)

A. Arteria facialis

B. Arteria angularis

C. Arteria ophthalmica

D. alle der obigen

E. keine der obigen

4.6.07 Fragentyp A

Welche der folgenden Behauptungen über den Circulus arteriosus Willisi ist <u>nicht</u> richtig?

A. Er stellt die einzige Verbindung zwischen dem Gebiet der Arteria carotis interna und dem der Arteria vertebralis dar.

B. Er ist die wichtigste intrakranielle Collateralverbindung.

C. Durch ihn stehen an der Hirnbasis die 4 Hauptgefäße miteinander in Verbindung.

D. Im Circulus arteriosus Willisi ist ein Übertritt des Blutes von einer Seite zur anderen, aber auch von frontal nach occipital und umgekehrt möglich.

E. Die Arteria communis posterior ist ein Teil des Circulus arteriosus Willisi.

4.6.08 Fragentyp A

In welcher der folgenden Aussagen treffen Prämisse und Begründung zu?

A. Der Verschluß extrakranieller Abschnitte einer Hirnarterie ist immer gravierender als ein intrakranieller Verschluß, weil ein größeres cerebrales Versorgungsgebiet von der Ischämie betroffen wird.

B. Ein einseitiger Carotisverschluß kann stumm oder symptomarm verlaufen, weil er über den Circulus arteriosus Willisi kompensiert werden kann.

C. Ein einseitiger Arteria-vertebralis-Verschluß kann nicht kompensiert werden, weil jede Arteria vertebralis vor Erreichen des Circulus Willisi eine Hirnstammhälfte versorgt.

D. Ein intrakranieller Hirnarterienverschluß verläuft häufig symptomarm, weil im Gehirn reichlich Collaterale zwischen den Hauptarterien vorhanden sind.

E. Der Verschluß einer Arteria vertebralis ist meistens ein lebensbedrohliches Ereignis, weil lebenswichtige Zentren sich in ihrem Versorgungsgebiet befinden.

4.6.09 Fragentyp A

Welcher Lähmungstyp wird gefunden bei einem Verschluß der striolenticulären Äste der Arteria cerebri media?

A. Zentrale Hemiparese mit Beugerhypertonie im kontralateralen Arm und Streckerhypertonie im Bein
B. Streckerhypertonie im kontralateralen Arm und Bein
C. Schlaffe Parese des kontralateralen Armes und spastische Parese des kontralateralen Beines
D. Streckerhypertonie im kontralateralen Arm und Beugerhypertonie im kontralateralen Bein
E. Beugerhypertonie im kontralateralen Arm und Bein

4.6.10 Fragentyp A

Welche der folgenden Gefäßverschlüsse hat die schlechteste Prognose?

A. Arteria cerebri anterior
B. Arteria cerebri media
C. Arteria cerebri posterior
D. Arteria vertebralis
E. Arteria basilaris

4.6.11 Fragentyp A

Zu welchen Zeiten treten bei arteriosklerotischen cerebralen Durchblutungsstörungen flüchtige Verwirrtheitszustände besonders häufig auf?

A. Morgens
B. Nach dem Mittagessen
C. Am Nachmittag
D. Abends
E. Nachts

4.6.12 Fragentyp A

Das Hauptsymptom eines Verschlusses der Arteria cerebri posterior ist eine (ein)

A. Gangataxie

B. Augenmuskelparese

C. Blickdeviation

D. kontralateraler Visusverlust

E. kontralaterale homonyme Hemianopsie

4.6.13 Fragentyp A

Bei einem Verschluß einer Arteria cerebri anterior kommt es gewöhnlich zu (zur)

A. keinen nennenswerten neurologischen Ausfällen

B. brachiofacialen Parese kontralateral

C. kontralateralen Sensibilitätsstörungen des Beines

D. kontralateralen Hemispastik

E. kontralateralen Beinparese

4.6.14 Fragentyp A

Ein 65jähriger Patient gibt an, daß er seit 2 Jahren an kurzdauernden Schwindelanfällen, verbunden mit Übelkeit, Kopfschmerzen, Schweißausbrüchen und gelegentlichen Parästhesien im Gesicht leidet, die er durch Kopfbewegungen auslösen kann. An welche der folgenden Diagnosen läßt die Anamnese am ehesten denken?

A. Intermittierende Herzrhythmusstörungen

B. Intermittierende Basilarisinsuffizienz

C. Morbus Menière

D. Neuronitis vestibularis

E. Carotisstenose

4.6.15 Fragentyp A

Beim Verschluß der Arteria cerebri media findet man alle außer einem der folgenden Symptome:

A. Kontralaterale Hemiparese
B. Brachiofaciale Betonung der Hemiparese
C. Sensibilitätsstörungen in der kontralateralen Körperhälfte
D. Heteronyme obere Quadrantenanopsie
E. Aphasie, wenn die dominante Hemisphäre betroffen ist

4.6.16 Fragentyp A

Die häufigsten cerebralen gefäßbedingten Ausfallserscheinungen sind verursacht durch eine Stenose oder einen Verschluß der

A. Arteria cerebri anterior
B. Arteria cerebri media
C. Arteria cerebri posterior
D. Arteria vertebralis
E. Arteria basilaris

4.6.17 Fragentyp A

Welches ist die häufigste Ursache einer intracerebralen Massenblutung?

A. Gefäßsklerose
B. Hypertonie
C. Hämophilie
D. Anticoagulantienbehandlung
E. Intracerebrales Aneurysma

4.6.18 Fragentyp A

Welche Aussage über die extrakranielle Stenose der A. carotis trifft nicht zu?

A. Sie kann operativ beseitigt werden.
B. Sie führt häufig zu transitorischen Attacken.
C. Sie kann die Ursache eines Schlaganfalles sein.
D. Man kann sie nur mit Hilfe einer Angiographie nachweisen.
E. Sie kann klinisch stumm sein.

4.6.19 Fragentyp A

Das Wallenberg-Syndrom wird hervorgerufen durch eine Ischämie im Bereich der

A. Arteria cerebelli superior
B. Arteria cerebelli inferior posterior
C. Arteria cerebri posterior
D. Arteria cerebri media
E. Arteria communicans posterior

4.6.20 Fragentyp A

Welche Aussage über die transitorische ischämische Attacke trifft zu?

A. Ihr liegt häufig eine extrakranielle Gefäßstenose zugrunde.
B. Sie hat in keinem Fall chirurgische Konsequenzen.
C. Sie ergibt in keinem Fall die Indikation für eine medikamentöse Behandlung.
D. Sie kommt bei Patienten mit Gefäßrisiken nicht häufiger vor als bei Patienten ohne Risikofaktoren.
E. Sie ist immer ein lebensbedrohliches Ereignis.

4.6.21 Fragentyp A

Die häufigste Ursache des sogenannten "Schlaganfalles" ist eine (ein)

A. intracerebrale Blutung

B. intracerebrale Embolie bei Vitium cordis

C. thrombotischer Verschluß eines arteriosklerotisch geschädigten Hirngefäßes

D. venöser Thrombus, der über ein offenes Foramen ovale in den Hinterkopf gelangt

E. Aneurysmaruptur

4.6.22 Fragentyp A

In der Differentialdiagnose ischämischer Insult-Massenblutung sprechen alle außer einem der folgenden Symptome eher für die Massenblutung:

A. Nur leicht getrübte Bewußtseinslage

B. Einseitige Pupillenerweiterung

C. Déviation conjugée

D. Blutiger Liquor

E. Pathologische Speicherung im Hirnszintigramm nach dem akuten Ereignis

4.6.23 Fragentyp A

Ein 60jähriger Patient erleidet nach mehreren transitorischen Attacken mit diskreter rechtsseitiger Armschwäche einen apoplektischen Insult, der mit linksseitiger Amaurose, rechtsseitiger Hemiparese, Hypästhesie der rechten Körperhälfte und Aphasie einhergeht. Wohin lokalisieren Sie den Gefäßverschluß?

A. Linke Arteria cerebri media

B. Rechte Arteria cerebri media

C. Linke Arteria carotis interna

D. Rechte Arteria carotis interna

E. Arteria basilaris

4.6.24 Fragentyp A

Welche Aussage über die Hirnembolie trifft nicht zu?

A. Die häufigste Ursache von Hirnembolien sind Herzwand- oder Klappenthromben.
B. Nach erfolgter Hirnembolie mit ausgedehnter Infarcierung ist eine sofortige Anticoagulantientherapie indiziert.
C. Hirnembolien treten meist im Bereich der Arteria cerebri media auf.
D. Hirnembolien sind seltener die Ursache eines Hirninfarktes als thrombotische Gefäßverschlüsse.
E. Corticale Embolien können cerebrale Krampfanfälle hervorrufen.

4.6.25 Fragentyp A

Eine seltene Ursache eines apoplektischen Insultes ist eine

A. Gefäßsklerose
B. Hypertonie
C. vasculäre Lues
D. Herzerkrankung
E. plötzliche Aufregung bei gesunden jungen Patienten

4.6.26 Fragentyp A

Beim sog. Subclavian-Steal-Syndrom

A. ist die Arteria subclavia proximal zum Abgang der Arteria vertebralis stenosiert
B. kommt es zur Umkehr des Blutstromes in der Arteria vertebralis
C. kommt es durch Betätigung des Armes zu Zeichen einer basilären Durchblutungsstörung
D. Alle der obigen Aussagen sind richtig
E. Keine der obigen Aussagen ist richtig

4.6.27 Fragentyp A

An welcher der folgenden Arterien kann ein Aneurysma auch ohne eine Blutung zu einer Oculomotoriusparese und zu Schmerzen im 1. Trigeminusast führen?

A. Arteria communicans anterior
B. Arteria communicans posterior
C. Arteria cerebri media
D. Arteria basilaris
E. Arteria cerebri anterior

4.6.28 Fragentyp A

Der häufigste Sitz eines intrakraniellen sackförmigen Aneurysmas ist die

A. Arteria carotis interna
B. Arteria communicans posterior
C. Arteria communicans anterior
D. Arteria cerebri media
E. Arteria basilaris

4.6.29 Fragentyp A

Welche Aussage über die Ruptur von Aneurysmen trifft zu?

A. Sie führt immer zu einer Blutung in den Subarachnoidalraum.
B. Sie tritt meistens im höheren Lebensalter auf.
C. Sie geht nie mit einer Bewußtlosigkeit, sondern höchstens mit einer Bewußtseinstrübung einher.
D. Sie kann nicht die Ursache einer symptomatischen Psychose sein.
E. Sie neigt zu Rezidiven.

4.6.30 Fragentyp A

Welche Aussage über die Subarachnoidalblutung trifft nicht zu?

A. Ihre häufigste Ursache ist die Ruptur eines sackförmigen Aneurysmas oder eines arteriovenösen Angioms.

B. Sie kann bereits in jüngerem Lebensalter auftreten.

C. Neben Herdsymptomen finden sich nicht selten ein organisches Psychosyndrom und eine Bewußtseinsstörung.

D. Die wichtigste Untersuchung zur Lokalisation einer Subarachnoidalblutung ist die Computertomographie.

E. Es besteht Rezidivgefahr.

4.6.31 Fragentyp A

Welche Aussage über die Subarachnoidalblutung trifft nicht zu?

A. Der Kopfschmerz wird meistens in die Stirn und/oder in den Nacken lokalisiert.

B. Hirndruckzeichen schließen eine Subarachnoidalblutung aus.

C. Das akute Ereignis kann mit einer Temperatursteigerung einhergehen.

D. Innere und äußere Augenmuskelparesen kommen vor.

E. In seltenen Fällen kommen cerebrale Krampfanfälle und Halbseitenparesen vor.

4.6.32 Fragentyp A

Bei einer 30jährigen Patientin treten beim Aufheben eines Gegenstandes plötzlich rasende Kopfschmerzen im Bereich der Stirn mit Ausstrahlung über den ganzen Kopf bis zum Rücken auf. Es kommt zum Erbrechen und Schweißausbruch. Die Patientin wird zunehmend somnolent. Bei der Untersuchung findet man außer einem Meningismus keine neurologischen Symptome. Welche der folgenden Diagnosen ist die wahrscheinlichste?

A. Migraine accompagnée

B. Intracerebrale Massenblutung

C. Hirntumor

D. Subarachnoidalblutung

E. Bakterielle Meningitis

4.6.33 Fragentyp A

Septische Sinusthrombosen sind meistens verursacht durch (eine, ein)

A. bakterielle Streuung aus entfernten Herden

B. Übergreifen einer Meningitis auf die Sinus

C. Thrombophlebitiden im Gesichtsbereich

D. Abflußbehinderung aus den Sinus

E. Endocarditis lenta

4.6.34 Fragentyp A

Eine angiographische Darstellung der A. basilaris kann erreicht werden durch

A. Punktion und retrograde Füllung der linken A. brachialis

B. Punktion und retrograde Füllung der rechten A. brachialis

C. orthograde Füllung einer A. vertebralis mit Hilfe eines Katheters vom Aortenbogen aus

D. alle der obigen

E. keine der obigen

4.6.35 Fragentyp A

Welche der folgenden Untersuchungen kann zur Diagnose einer Subarachnoidalblutung nicht beitragen?

A. Computertomogramm

B. Echoencephalographie

C. Carotisangiogramm

D. Vertebralisangiogramm

E. Liquoruntersuchung

4.6.36 Fragentyp A

In welcher der folgenden Behauptungen über die cerebrale Angiographie treffen Aussage und Prämisse zu?

A. Zur Abklärung cerebraler Krampfanfälle sollte in jedem Fall eine cerebrale Angiographie durchgeführt werden, weil sie mit größter Wahrscheinlichkeit die Genese des Anfallsleidens klärt.

B. Bei einem ungeklärten Anfallsleiden im mittleren Lebensalter und einer negativen Computertomographie ist häufig eine Angiographie indiziert, weil Gefäßveränderungen, z.B. Angiome der Großhirnrinde, nicht selten Krampfanfälle verursachen.

C. Beim Verdacht einer cerebralen Arteriosklerose ist in jedem Fall eine Angiographie erforderlich, da sie die sicherste Methode zum Nachweis von Gefäßkrankheiten ist.

D. Eine cerebrale Angiographie kann man sich bei einer Subarachnoidalblutung ersparen, wenn der Patient inherhalb einer Woche spontan beschwerdefrei wird, weil sie in diesem Fall keine Konsequenzen hat.

E. Eine cerebrale Angiographie sollte im Zeitalter der Computertomographie nicht mehr durchgeführt werden, weil sie mit hohen Risiken behaftet ist.

4.6.37 Fragentyp A

Die Durchführung eines Carotisangiogramms ist <u>nicht</u> indiziert,

A. wenn bei einem frischen vasculären Insult die Untersuchung keine unmittelbaren therapeutischen Konsequenzen hätte

B. wenn der Verdacht auf eine extrakranielle Thrombosierung der Arteria carotis interna besteht

C. bei Verdacht auf das Vorliegen eines corticalen Angioms

D. bei Verdacht auf das Vorliegen einer Sinusthrombose

E. bei keinen der obigen

4.6.38 Fragentyp A

Eine cerebrale Angiographie ist gewöhnlich nicht indiziert

A. bei Verdacht auf eine Stenose oder auf einen Verschluß cerebraler Arterien im Halsteil
B. bei Verdacht auf eine cerebrale Venenthrombose
C. nach einer Subarachnoidalblutung
D. bei Patienten mit typischen Migräneanfällen
E. bei Verdacht auf das Vorliegen eines intracerebralen Aneurysmas

4.6.39 Fragentyp A

Ein Carotisangiogramm li. ist indiziert

A. bei plötzlichem Auftreten eines Wallenberg-Syndroms
B. beim Verdacht auf das Vorliegen eines Aneurysmas der A. cerebelli inferior posterior
C. bei corticaler Erblindung
D. bei allen der obigen
E. bei keinem der obigen

4.6.40 Fragentyp A

In einem normalen Vertebralisangiogramm können mit einer Ausnahme alle der folgenden Arterien beurteilt werden:

A. Arteria basilaris
B. Arteria cerebelli inferior posterior
C. Arteria pericallosa
D. Arteria cerebelli superior
E. Arteria cerebri posterior

4.6.41 Fragentyp A

Eliminieren Sie die unzutreffende Aussage: Das EEG kann eine nützliche Untersuchung sein zur (zum)

A. Unterscheidung zwischen generalisiertem, vasculärem Prozeß und umschriebenem, z.B. raumforderndem Prozeß
B. Differenzierung von Anfallstypen
C. Erfassung eines subduralen Hämatoms
D. Ausschluß einer Migräne
E. Bestimmung der Schlaftiefe

4.6.42 Fragentyp A

Die Frühbehandlung des Schlaganfalles besteht immer in einer

A. blutdrucksenkenden Medikation
B. Überwachung und Regulierung der Vitalfunktionen
C. Sedierung
D. Gabe von Anticoagulantien
E. Sauerstoffzufuhr

4.6.43 Fragentyp A

Die Rehabilitation von Halbseitenlähmungen und Sprachstörungen nach Schlaganfällen

A. sollte möglichst früh einsetzen
B. sollte immer lebenslänglich durchgeführt werden
C. ist in den meisten Fällen ohne Erfolg
D. ist nur bei jungen Patienten indiziert
E. kann nur in dafür speziell eingerichteten Zentren durchgeführt werden

4.6.44 Fragentyp A

Welche der folgenden Sofortmaßnahmen ist bei einer akuten Subarachnoidalblutung nur unter besonderen Bedingungen indiziert?

A. Sedierung
B. Schmerzbekämpfung
C. Blutdruckkontrolle
D. Digitalisierung
E. Milde Laxantien

4.7 Anfallsleiden

4.7.01 Fragentyp D

Zu einer Steigerung der cerebralen Erregbarkeit kommt es durch

1) Sauerstoffmangel
2) Entwässerung
3) Alkalose
4) Calciummangel
5) Hypokaliämie

Wählen Sie bitte die zutreffende Aussagenkombination.

A. Nur 1, 2 und 3 sind richtig
B. Nur 1, 3 und 4 sind richtig
C. Nur 2, 3 und 4 sind richtig
D. Nur 2, 3 und 5 sind richtig
E. Nur 3, 4 und 5 sind richtig

4.7.02 Fragentyp A

Wenn ein Patient mit einem ungeklärten cerebralen Krampfanfall zur Aufnahme kommt, sollte anamnestisch gefragt werden nach (dem, den)

A. Vorkommen von cerebralen Krampfanfällen in der Familie

B. Geburtskomplikationen

C. erlittenen entzündlichen Erkrankungen

D. erlittenen Schädeltraumen

E. Alle Fragen sind erforderlich

4.7.03 Fragentyp A

Welche Frage erübrigt sich, wenn ein Erwachsener mit einem ersten cerebralen Krampfanfall zur ätiologischen Abklärung kommt? Die Frage nach

A. Kopfschmerzen

B. Herzerkrankung

C. Alkoholabusus

D. Medikamentenabusus

E. Keine der genannten Fragen

4.7.04 Fragentyp A

Welche Aussage der folgenden Schilderung eines Grand-mal-Anfalles ist falsch?

A. Dem Anfall gehen gelegentlich subjektive Empfindungen voraus, die man als Aura bezeichnet.

B. Der Anfall kann mit einem Initialschrei beginnen.

C. Einem tonisch generalisierten Krampf folgen nach wenigen Sekunden klonische Zuckungen.

D. Während des Anfalles sind die Pupillen eng, die Augen weit geöffnet.

E. Zu Zungenbiß und Urinabgang kommt es häufig, zu Stuhlabgang nur selten.

4.7.05 Fragentyp A

Wenn ein Patient über wiederholte Episoden von Bewußtseinsstörungen klagt, sprechen alle außer einer der folgenden Angaben dafür, daß es sich um Grand-mal-Anfälle handelt:

A. Zungenverletzungen

B. Knochenbrüche und Schädelverletzungen

C. Tageszeitliche Bindung der Störungen

D. Dauer der Bewußtseinsstörung 2-3 Sekunden

E. Abgeschlagenheit und Muskelkater nach der Störung

4.7.06 Fragentyp D

Bei welchen Gelegenheiten können Grand-mal-Anfälle bevorzugt auftreten?

1) Im Schlaf

2) Beim Aufwachen

3) Nach Alkoholgenuß

4) Beim Fernsehen

5) Beim Fahrradfahren

Wählen Sie bitte die zutreffende Aussagenkombination.

A. Nur 1 ist richtig

B. Nur 1 und 2 sind richtig

C. Nur 1, 2 und 3 sind richtig

D. Nur 1, 2, 3 und 4 sind richtig

E. Alle Aussagen sind richtig

4.7.07 Fragentyp A

Welche der folgenden Untersuchungen ist bei einem erwachsenen Patienten mit einem ersten erlittenen Grandmal-Anfall in jedem Fall überflüssig?

A. Neurologische und internistische Untersuchung

B. Röntgenaufnahme des Schädels und EEG

C. Computertomogramm

D. Liquoruntersuchung

E. Keine der obigen

4.7.08 Fragentyp A

Welche der folgenden internistischen Erkrankungen kann nicht die Ursache cerebraler Krampfanfälle sein?

A. Urämie

B. Hypoglykämie

C. Hyperparathyreoidismus

D. Herzrhythmusstörungen

E. Endokarditis

4.7.09 Fragentyp A

Unter einem Status epilepticus versteht man

A. einen über 4 Minuten dauernden epileptischen Anfall

B. eine typische Wesensänderung nach häufigen epileptischen Anfällen

C. einen epileptiformen Zustand bei einer Hypoxie

D. den gesamten Ablauf eines epileptischen Krampfanfalles mit postictalem Dämmerzustand

E. eine Serie von epileptischen Anfällen, bei denen zwischen den Anfällen das Bewußtsein nicht voll wiedererlangt wird

4.7.10 Fragentyp A

Alle außer einer der folgenden Störungen können die Ursache eines Status epilepticus sein:

A. Alkohol-Intoxikation

B. Diazepam-Intoxikation

C. Gehirntumor

D. Apoplektischer Insult

E. Akute Encephalitis

4.7.11 Fragentyp A

Welche Aussage über die sog. epileptische Wesensänderung (Verlangsamung, Perseverationsneigung, Weitschweifigkeit) trifft zu?

A. Sie folgt zwangsläufig bei einer Häufung von Grand-mal-Anfällen.

B. Man findet sie gehäuft bei einer Temporallappenepilepsie, die im Entwicklungsalter beginnt.

C. Sie ist typisch für eine genuine Epilepsie.

D. Die Häufigkeit ist vom Anfallstyp unabhängig.

E. Man findet sie häufig schon im Kindesalter bei Anfallspatienten.

4.7.12 Fragentyp D

Welche der folgenden Anfallstypen kommen bei der genuinen Epilepsie nicht vor?

1) Grand-mal-Anfälle

2) Absencen

3) Psychomotorische Anfälle

4) BNS-Krämpfe

5) Sensible Jackson-Anfälle

Wählen Sie bitte die zutreffende Aussagenkombination.

A. Nur 1 und 3 sind richtig

B. Nur 2 und 4 sind richtig

C. Nur 3 und 4 sind richtig

D. Nur 3, 4 und 5 sind richtig

E. Alle Anfallstypen kommen vor.

4.7.13 Fragentyp A

Unter einer Residualepilepsie versteht man ein Anfallsleiden

A. als Folge einer contusionellen Hirnschädigung
B. bedingt durch eine Narbe nach operativer Entfernung eines Hirntumors
C. bedingt durch eine frühkindliche Hirnschädigung
D. als Folge einer Encephalitis
E. das unter einer medikamentösen Therapie nur noch rudimentäre Anfälle verursacht

4.7.14 Fragentyp A

Bei einem cerebralen Anfallsleiden können Dämmerzustände <u>niemals</u>

A. einem Grand-mal-Anfall vorausgehen
B. anstelle eines Grand-mal-Anfalles auftreten
C. nach einem Grand-mal-Anfall auftreten
D. länger als 10 Minuten dauern
E. mit einem normalen EEG einhergehen

4.7.15 Fragentyp A

Das EEG ist bei einem Anfallsleiden, das mit Grand-mal-Anfällen einhergeht,

A. während des Anfalles meistens abnorm
B. im Intervall häufig normal
C. nach dem Anfall immer normal
D. unmittelbar vor dem Anfall typisch verändert
E. während der Hyperventilation immer spezifisch verändert

4.7.16 Fragentyp A

Eine 40jährige Patientin gibt an, daß sie seit einem Jahr an Bewußtseinsstörungen leidet, denen regelmäßig ein Wärmegefühl, das von der Magengegend zum Hals aufsteigt, vorausgeht. Aus der Fremdanamnese ist zu erfahren, daß die Patienten für die Zeit von etwa 3 Minuten nicht ansprechbar ist, kauende und schmatzende Mundbewegungen macht, an ihren Kleidern nestelt und ziellos im Zimmer umherläuft. Anschließend brauche sie einige Minuten, um sich wieder in ihrer Umgebung zurechtzufinden. Wie werden diese Anfälle bezeichnet?

A. Pyknoleptische Anfälle

B. Epilepsia partialis continua

C. Impulsiv-Petit-mal

D. Psychomotorische Anfälle

E. Vasovagale Anfälle

4.7.17 Fragentyp A

Die Ursache von psychomotorischen Anfällen sind epileptische Entladungen, die ausgehen von Strukturen des (der)

A. Zentralwindungen

B. Stirnhirns

C. Temporallappens

D. Parietallappens

E. Gyrus angularis

4.7.18 Fragentyp D

Bei wiederholten Bewußtseinsstörungen spricht welche Symptomenkombination für eine Absence?

1) Dauer der Bewußtseinsstörung 5-10 Sekunden
2) Cyanose
3) Enge Pupillen
4) Rhythmische Augen- und Kopfbewegungen
5) Auftreten im Schulalter

Wählen Sie bitte die zutreffende Aussagenkombination.

A. Nur 1, 4 und 5 sind richtig
B. Nur 1, 2 und 4 sind richtig
C. Nur 2, 4 und 5 sind richtig
D. Nur 3, 4 und 5 sind richtig
E. Nur 1, 3 und 5 sind richtig

4.7.19 Fragentyp A

Welcher Anfallstyp zählt nicht zu den Petit-mal-Anfällen?

A. Pykonoleptische Anfälle
B. Narkoleptische Anfälle
C. BNS-Krämpfe
D. Myoklonisch astatische Anfälle
E. Impulsiv-Anfälle

4.7.20 Fragentyp A

Die sogenannten "kleinen epileptischen Anfälle" sind

A. prognostisch immer günstig
B. immer die Folge einer geburtstraumatischen Hirnschädigung
C. häufig psychogen
D. in keinem Fall behandlungsbedürftig
E. Keine Aussage trifft zu

4.7.21 Fragentyp A

Durch welche Untersuchung kann man einen Petit-mal-Status von einem Dämmerzustand abgrenzen?

A. Neurologische Untersuchung

B. EEG

C. Liquor

D. UEG

E. Keine

4.7.22 Fragentyp A

Eine der folgenden Aussagen über Jackson-Anfälle trifft nicht zu.

A. Beim motorischen Jackson-Anfall kommt es zu tonisch-klonischen Krämpfen in umschriebenen Muskelgruppen.

B. Beim sensiblen Jackson-Anfall kommt es zu Kribbeln oder Taubheitsgefühl in umschriebenen Körperabschnitten.

C. In seltenen Fällen kann ein Jackson-Anfall die einzige Manifestation einer genuinen Epilepsie sein.

D. Ein Jackson-Anfall geht ohne Bewußtseinsverlust einher.

E. Ein Jackson-Anfall kann in einen generalisierten Krampfanfall übergehen.

4.7.23 Fragentyp A

Welche Muskelgruppe wird beim motorischen Jackson-Anfall <u>nicht</u> mitbetroffen?

A. Gesichtsmuskeln

B. Handmuskeln

C. Armmuskeln

D. Beinmuskeln

E. Es können alle Muskelgruppen betroffen werden

4.7.24 Fragentyp A

Die Ursache eines motorischen Jackson-Anfalles ist eine (ein)

A. umschriebene Hirnschädigung im Bereich der inneren Kapsel
B. umschriebene Hirnschädigung der Zentralregion
C. einseitige Schädigung einer Großhirnhemisphäre
D. genuines Anfallsleiden
E. Verminderung des ionisierten Calciums im Serum bei einer Hyperventilation

4.7.25 Fragentyp D

Welche der folgenden Anfälle kann man als focale Anfälle bezeichnen?

1) Motorische Jackson-Anfälle
2) Sensible Jackson-Anfälle
3) Epilepsia partialis continua
4) Schläfenlappenanfälle
5) Pyknoleptische Anfälle

Wählen Sie bitte die zutreffende Aussagenkombination.

A. Alle Aussagen sind richtig
B. Nur 1, 2, 3 und 4 sind richtig
C. Nur 1, 2, 4 und 5 sind richtig
D. Nur 1, 2 und 3 sind richtig
E. Nur 1, 2 und 4 sind richtig

4.7.26 Fragentyp A

Welche Aussage über den affektiven Tonusverlust beim narkoleptischen Syndrom trifft nicht zu?

A. Er kann mit einem Urinabgang verbunden sein.
B. Er kann mit einem Zungenbiß verbunden sein.
C. Er kann dazu führen, daß der Patient zu Boden fällt.

D. Auslösendes Moment können Schreck sowie freudige oder andere Gemütsbewegungen sein.

E. In der erschlafften Muskulatur sind die Eigenreflexe erloschen.

4.7.27 Fragentyp D

Welche Symptome sprechen für eine Narkolepsie?

1) Imperatives Schlafbedürfnis
2) Dauer des sogenannten narkoleptischen Anfalles meistens 1-2 Stunden
3) Affektiver Tonusverlust
4) Wachanfälle
5) Hypnagoge Halluzinationen

Wählen Sie bitte die zutreffende Aussagenkombination.

A. Nur 1, 2 und 4 sind richtig
B. Nur 1, 3 und 4 sind richtig
C. Nur 1, 3, 4 und 5 sind richtig
D. Nur 1, 2, 4 und 5 sind richtig
E. Alle Aussagen sind richtig

4.7.28 Fragentyp A

In welcher der folgenden Situationen würden Sie eine medikamentöse anticonvulsive Behandlung nicht für erforderlich halten?

A. Beim Persistieren eines symptomatischen Anfallsleidens nach Entfernung der Ursache, z.B. eines Hirntumors
B. Wenn im Rahmen einer genuinen Epilepsie Grand-mal-Anfälle ausschließlich im Schlaf auftreten
C. Wenn bei einem Patienten, der nicht unter Anfällen leidet, im EEG wiederholt Anfallsmuster registriert werden.
D. Wenn es sich nur um kleine Anfälle handelt
E. Wenn sich ein Patient mit Temporallappenanfällen subjektiv dadurch nicht beeinträchtigt fühlt

4.7.29 Fragentyp A

Alle mit Ausnahme einer der folgenden Veränderungen können durch die Einnahme von Hydantoinen verursacht sein:

A. Leukocytose

B. Zahnfleischhyperplasie

C. Cerebelläre Atrophie

D. Polyneuropathie

E. Allergisches Exanthem

4.7.30 4.7.32
4.7.31 4.7.33 Fragentyp B

Kombinieren Sie mit den Erkrankungen die Medikation, die Sie am geeignetsten finden:

4.7.30 Status epilepticus

4.7.31 Gelegentliche psychomotorische Anfälle

4.7.32 Pyknoleptische Anfälle

4.7.33 BSN-Krämpfe

A. Bromide

B. Diazepam und Diphenylhydantoin

C. ACTH und Nitrazepam

D. Primidon

E. Succinimide

5 Fehlbildungen, Krankheiten und Schäden des Rückenmarks, der Cauda und der Rückenmarkshülle

5.1 Fehlbildungen

5.1.01 Fragentyp A

Unter einem Klippel-Feil-Syndrom versteht man eine

A. Verlagerung von Kleinhirnteilen und der Medulla oblongata nach caudal
B. Blockwirbelbildung der HWS mit Spina bifida cervicalis
C. Aplasie des Kleinhirnunterwurms und eine Verlegung der Foramina Luschkae
D. trichterförmige Einstülpung des Foramen magnum mit Denshochstand
E. keine der obigen

5.1.02 Fragentyp A

Unter einer basilären Impression versteht man eine

A. Verlagerung von Kleinhirnteilen und der Medulla oblongata nach caudal
B. Blockwirbelbildung der HWS mit Spina bifida cervicalis
C. Aplasie des Kleinhirnunterwurms und eine Verlegung der Foramina Luschkae
D. trichterförmige Einstülpung des Foramen magnum mit Denshochstand
E. keine der obigen

5.1.03 Fragentyp A

Welche der folgenden Untersuchungsmethoden halten Sie am ehesten für geeignet, das Vorliegen einer Syringomyelie zu beweisen?

A. Elektromyographie

B. Spinale Angiographie

C. Pneumencephalographie

D. Gasmyelographie

E. Elektroencephalographie

5.1.04 Fragentyp A

Welche der folgenden Befunde werden gewöhnlich nicht bei der Syringomyelie beobachtet?

A. Dissoziierte Empfindungsstörungen

B. Nucleäre Paresen

C. Mißbildungen der Wirbelsäule

D. Pleocytose im Liquor

E. Trophische Störungen

5.1.05 Fragentyp A

Ein Austreten von Hirnhäuten durch einen Knochendefekt der Wirbelsäule, von Haut überdeckt, bezeichnet man als

A. Spina bifida occulta

B. Meningocele

C. Myelomeningocele

D. Myelomeningocystocele

E. Keine der obigen

5.1.06 Fragentyp D

Suchen Sie aus den folgenden Symptomen die Symptomenkombination, die auf das Vorliegen einer Spina bifida hinweisen könnte.

1) Trophische Störungen an beiden Füßen
2) ASR-Verlust
3) Wachstumsstörungen eines Beines
4) Distal betonte schlaffe Parese eines Beines
5) Blasenentleerungsstörung

Wählen Sie bitte die zutreffende Aussagenkombination.

A. Nur 1 ist richtig
B. Nur 1 und 2 sind richtig
C. Nur 1, 2 und 3 sind richtig
D. Nur 1, 2, 3 und 4 sind richtig
E. Alle Aussagen sind richtig

5.1.07 Fragentyp A

Welche der folgenden Behauptungen über die basiläre Impression ist <u>nicht</u> richtig?

A. Im Röntgenbild des Schädels überragt die Densspitze die Bimastoid- bzw. Chamberlain-Linie um mehr als 2 mm.
B. Die klinische Symptomatik ist vielfältig und kann zur Fehldiagnose wie multiple Sklerose (MS), Tumor oder myatrophische Lateralsklerose (MAL) Anlaß geben.
C. Eine Kombination mit anderen Fehlbildungen der Cervicalregion wird nicht beobachtet
D. Die Diagnose ist von großer Bedeutung, da eine chirurgische Therapie möglich ist.
E. Ein häufiges Manifestationsalter ist das 3. oder 4. Lebensjahrzehnt.

5.1.08 Fragentyp A

Die Gardner-Operation

A. kann bei der Syringomyelie durchgeführt werden
B. ist beim kommunizierenden Hydrocephalus indiziert
C. wird bei einer basilären Impression ausgeführt
D. kann bei einer Meningocele versucht werden
E. wird in der Therapie der Arnold-Chiari-Mißbildung eingesetzt

5.2 Raumfordernde Prozesse

5.2.01 Fragentyp D

Bei einer vollständigen Querschnittsläsion findet sich

1) eine vollständige motorische Lähmung und Anästhesie caudal des Läsionsortes
2) eine Lähmung von Blase und Mastdarm
3) ein Ausfall der sympathischen Innervation
4) Unmittelbar nach der Läsion immer ein positives Babinski Phänomen
5) in Höhe der Läsion eine schlaffe Parese mit Muskelatrophien

Wählen Sie bitte die zutreffende Aussagenkombination.

A. Nur 1, 2 und 3 sind richtig
B. Nur 1, 2, 3 und 5 sind richtig
C. Nur 1, 2, 4 und 5 sind richtig
D. Nur 1, 2 und 5 sind richtig
E. Alle Aussagen sind richtig

5.2.02 Fragentyp A

Typisch für das Brown-Séquard-Syndrom sind mit einer Ausnahme

A. eine homolaterale zentrale Parese
B. eine homolaterale Störung des Schmerz- und Temperatursinns
C. eine homolaterale Störung der Vibration und des Lageempfindens
D. kontralateral eine geringe Störung des Berührungsempfindens
E. homolateral eine Störung des Schwitzens und der Gefäßinnervation

5.2.03 Fragentyp D

Welche Symptome können bei der Höhenlokalisation eines spinalen Tumors helfen?

1) Radiculäre Schmerzangaben
2) Klopfschmerz an umschriebener Stelle der Wirbelsäule
3) Hyperpathiezone
4) Nucleäre Paresen
5) Segmentale Begrenzung der Sensibilitätsstörungen

Wählen Sie bitte die zutreffende Aussagenkombination.

A. Nur 2 ist richtig
B. Nur 1 und 2 sind richtig
C. Nur 2, 3 und 4 sind richtig
D. Nur 1, 2, 3 und 4 sind richtig
E. Alle Aussagen sind richtig

5.2.04 Fragentyp D

Bei einem spinalen Tumor im unteren Halsmark findet man (eine, ein)

1) Atrophie der kleinen Handmuskeln
2) Blasenentleerungsstörungen nur im Spätstadium
3) lebhafte Bauchhautreflexe
4) abgeschwächte Bauchhautreflexe
5) Paraspastik der Beine
6) schlaffe Parese der Beine
7) Horner-Syndrom

Wählen Sie bitte die zutreffende Aussagenkombination.

A. Nur 1 und 6 sind richtig
B. Nur 2 und 4 sind richtig
C. Nur 2, 3 und 7 sind richtig
D. Nur 1, 4, 5 und 7 sind richtig
E. Nur 1, 2, 3 und 7 sind richtig

5.2.05 Fragentyp A

Welche der folgenden Behauptungen über die chronische cervicale Myelopathie ist nicht richtig?

A. Degenerative HWS-Veränderungen führen zur Einengung des Cervicalkanals und Druck auf das Rückenmark.
B. Ein congenital enger Spinalkanal kann prädisponierend sein.
C. Klinisch kommt es meist zu einer langsam zunehmenden beinbetonten Tetraspastik.
D. Auslösend sind meist Bandscheibenvorfälle der oberen und unteren HWS.
E. Eine operative Therapie ist möglich.

5.2.06 Fragentyp A

Mit einer Ausnahme weisen alle der folgenden Befunde eher auf eine extramedulläre Lokalisation eines spinalen Tumors hin:

A. Radiculäre Schmerzen

B. Zunahme der Schmerzen beim Husten und Niesen

C. Unscharf begrenzte Mißempfindungen in den distalen Gliedabschnitten

D. Segmental begrenzte Hypästhesie

E. Erweiterung der Foramina intervertebralia

5.2.07 5.2.09
5.2.08 5.2.10 Fragentyp B

Kombinieren Sie die folgenden pathologischen Prozesse mit den entsprechenden Befunden.

5.2.07 Meningeom

5.2.08 Neurinom

5.2.09 Tuberkulöse Meningitis

5.2.10 Cervicale Spondylose

A. Ist in höherem Alter eine häufige Ursache der Myelopathie.

B. Kann langsam progredient über Jahre eine Rückenmarkkompression hervorrufen und ist am häufigsten im Bereich der Brust-Wirbelsäule lokalisiert.

C. Ruft praktisch immer eine deutliche Proteinerhöhung im Liquor hervor.

D. Im Liquor findet sich eine mäßige Pleocytose und eine Verminderung des Liquorzuckers.

E. Rückenschmerzen sind bereits im Frühstadium obligate Begleiterscheinungen.

5.2.11 Fragentyp A

Bei der Neurofibromatose von Recklinghausen können alle außer einem der folgenden Symptome auftreten:

A. Stammnervenparese

B. Wurzelläsion

C. Pyknoleptische Anfälle

D. Grand-mal-Anfälle

E. Zentrale Lähmungserscheinungen

5.2.12 Fragentyp A

Welche der folgenden Untersuchungen kann am zuverlässigsten zur Höhenlokalisation eines Rückenmarkprozesses beitragen?

A. Myelographie

B. Neurologischer Untersuchungsbefund

C. Lumbalpunktion

D. Röntgenbilder der Wirbelsäule

E. Knochenszintigraphie

5.2.13 Fragentyp A

Welcher der folgenden Befunde ist nicht typisch für das Caudasyndrom?

A. Periphere Lähmung der proximalen Bein- und Beckenmuskulatur, Reflexsteigerung der ASR

B. Ischialgiforme Schmerzen in beiden Beinen

C. Blasen- und Mastdarmlähmung

D. Impotentia coeundi

E. "Reithosenartige" Gefühlsstörung

5.2.14 Fragentyp A

Welche Behandlung sollte bei einem lumbalen, medialen Bandscheibenprolaps mit Fuß- und Zehenheberparese und Blasenentleerungsstörungen durchgeführt werden, wenn die Schmerzen bereits nach einigen Stunden völlig verschwinden?

A. Absolute Bettruhe über Tage

B. Intensive antiphlogistische Therapie

C. Überstreckung der Wirbelsäule

D. Lagerung im Perl-Gerät

E. Sofortige operative Entfernung der Bandscheibe

5.2.15 Fragentyp A

Bei der Durchführung einer Myelographie mit öligen, jodhaltigen Kontrastmitteln ist es wichtig, nach Beendigung der Untersuchung das Kontrastmittel völlig zu entfernen, da

A. es durch Resorption des jodhaltigen Kontrastmittels zu Vergiftungen kommen kann

B. zurückbleibendes Kontrastmittel zu chronischen Reizzuständen und Verwachsungen führen kann

C. das Kontrastmittel in den Wurzeltaschen resorbiert wird und häufig eine Polyradiculitis hervorruft

D. das Kontrastmittel nach cranial aufsteigen kann und dort eine Schädigung der Zentren in der Medulla oblongata hervorruft

E. Keine der obigen Erklärungen ist richtig

5.2.16 Fragentyp D

Welche der folgenden raumfordernden Prozesse kann zur intramedullären Rückenmarkkompression führen?

1) Carcinommetastasen und Sarkome
2) Plasmocytom und Absceß
3) Neurinom und Meningeom
4) Lipom und Angiom
5) Gliom und Ependymom

Wählen Sie bitte die zutreffende Aussagenkombination.

A. Nur 1, 2, 3 und 4 sind richtig
B. Nur 1, 3, 4 und 5 sind richtig
C. Nur 1, 3 und 4 sind richtig
D. Nur 1, 3, 4 und 5 sind richtig
E. Alle Aussagen sind richtig

5.3 Degenerative Prozesse

5.3.01 Fragentyp A

Welche der folgenden Aussagen über degenerative Erkrankungen des Rückenmarks ist <u>nicht</u> richtig?

A. Manche dieser Erkrankungen können bereits im Säuglingsalter manifest werden.
B. Die Voraussetzung für die Diagnose ist nicht der Nachweis einer hereditären Belastung.
C. Einige dieser Erkrankungen verursachen eine Ateminsuffizienz und führen innerhalb weniger Jahre zum Tod.
D. Nicht alle dieser Erkrankungen sind mit motorischen und sensiblen Störungen verbunden.
E. In jedem Fall ist zur Diagnostik eine Muskelbiopsie hinzu zu ziehen.

5.3.02 Fragentyp A

Welche der folgenden Symptome ist nicht typisch für die Friedreichsche Krankheit?

A. Hypotonie der Muskulatur, besonders an den Beinen

B. Ataxie

C. Pyramidenbahnzeichen

D. Skelettdeformitäten

E. Ausgeprägte Muskelatrophie

5.3.03 5.3.05
5.3.04 5.3.06 Fragentyp B

Ordnen Sie den folgenden Krankheiten die richtige Antwort zu.

5.3.03 Amyotrophische (myatrophische) Lateralsklerose

5.3.04 Infantile spinale Muskelatrophie (Werdnig-Hoffmann)

5.3.05 Spinocerebelläre Heredoataxie (Friedreich)

5.3.06 Atrophia musculorum spinalis pseudomyopathica (Kugelberg-Welander)

A. Autosomal recessives Erbleiden

B. Proximale Muskelschwäche mit Fasciculieren bei Jugendlichen

C. Muskelatrophie mit Fasciculieren und Pyramidenbahnzeichen

D. Familiäre Degeneration der Hinterstränge, der spinocerebellaren und corticospinalen Bahnen

E. Muskelatrophie, Sensibilitätsstörungen und Stauungspapillen

5.3.07 Fragentyp A

Welche Symptomenkombination A - E paßt am besten zum ausgeprägten Bild aller nachfolgender Erkrankungen?

Spinale Muskelatrophie Werdnig-Hoffmann und Duchenne-Aran, amyotrophe (myatrophe) Lateralsklerose und Poliomyelitis

A. Muskelatrophie, Fasciculationen und Hypertonie

B. Rein motorische Parese, Muskelatrophie und Pyramidenbahnzeichen

C. Muskelatrophie, Fasciculationen und EMG-Veränderungen

D. Störungen im Bulbärbereich, EMG-Veränderungen und Muskelatrophien

E. Fehlende Muskeleigenreflexe, Paresen und Muskelatrophien

5.3.08 Fragentyp D

Im fortgeschrittenen Stadium der amyotrophen Lateralsklerose findet man häufig

1) Muskelatrophien
2) Fasciculieren der Skelettmuskulatur
3) Verminderung des Schmerz- und Temperaturempfindens
4) aufgehobenes Lageempfinden
5) Pyramidenbahnzeichen
6) Sprach- und Schluckstörungen

Wählen Sie bitte die zutreffende Aussagenkombination.

A. Nur 1, 2, 3 und 4 sind richtig

B. Nur 3, 4, t und 6 sind richtig

C. Nur 1, 2, 5 und 6 sind richtig

D. Nur 1, 3, 5 und 6 sind richtig

E. Nur 1, 2, 4 und 5 sind richtig

5.3.09 Fragentyp A

Gegen die Diagnose amyotrophe (myatrophische) Lateralsklerose spricht (sprechen)

A. der Nachweis von Fibrillationspotentialen in der Zungenmuskulatur
B. eine normale Erregungsleitungsgeschwindigkeit in den peripheren Nerven
C. Augenmuskelparesen
D. Fasciculationen im Trapezius
E. eine Gaumensegelparese

5.3.10 Fragentyp A

Welcher Reflexbefund schließt eine amyotrophische (myatrophische) Lateralsklerose (MAL) aus?

A. Gesteigerte Muskeldehnungsreflexe an den unteren Extremitäten, fehlende Muskeldehnungsreflexe an den oberen Extremitäten
B. Gesteigerte Muskeldehnungsreflexe an den oberen Extremitäten, fehlende Muskeldehnungsreflexe an den unteren Extremitäten
C. Alle Muskeldehnungsreflexe sind gesteigert
D. Alle Muskeldehnungsreflexe sind abgeschwächt
E. Alle aufgeführten Reflexbefunde sind mit der Diagnose MAL vereinbar

5.3.11 Fragentyp A

Welche der folgenden Diagnosen würden Sie bei einem Patienten stellen, der im 25. Lebensjahr mit Muskelatrophien der Handbinnenmuskeln erkrankt? Der Verlauf erstreckt sich über Jahrzehnte, ohne daß Pyramidenbahnzeichen oder Sensibilitätsstörungen beobachtet werden.

A. Kugelberg-Welander-Krankheit
B. Amyotrophische (myatrophische) Lateralsklerose
C. Polyneuropathie
D. Spinale Muskelatrophie Aran-Duchenne
E. Funiculäre Spinalerkrankung

5.3.12 Fragentyp A

In welchem Alter wird die infantile spinale Muskelatrophie Werdnig-Hoffmann meistens manifest?

A. Im 1. Lebensjahr
B. Im 4. - 6. Lebensjahr
C. Im 10. - 20. Lebensjahr
D. In der Pubertät
E. Sie tritt in gleicher Häufigkeit während des Vorschul- und Schulalters auf.

5.4 Entzündliche Prozesse und Entmarkungskrankheiten

5.4.01 Fragentyp A

Alle außer einem der folgenden Symptome sind mit einer Myelitis vereinbar:

A. Parästhesien und Sensibilitätsstörungen
B. Schlaffe Paresen
C. Spastische Paresen
D. Miktionsstörungen
E. Hohe Eiweißwerte (über 100 mg%) bei normaler Zellzahl

5.4.02 Fragentyp A

Eine Myelitis kann ursächlich in Zusammenhang stehen mit allen außer einem der folgenden Ereignisse:

A. Pockenschutzimpfung
B. Zeckenbiß
C. Virusaffektion
D. Barbituratintoxikation
E. Erster Schub einer multiplen Sklerose

5.4.03 Fragentyp A

Welche Aussage über die akute Querschnittsmyelitis trifft nicht zu?

A. Sie beginnt häufig mit Rückenschmerzen und Gürtelgefühl
B. Die Affektion liegt meist im Bereich des Thoracalmarks
C. Im Liquor findet man meistens eine Zellzahlvermehrung und Eiweißerhöhung.
D. Die Prognose ist immer sehr schlecht.
E. Die Erkrankung kann in jedem Alter auftreten.

5.4.04 Fragentyp A

An welche Erkrankung denken Sie, wenn bei einem Patienten nach einer fieberhaften katarrhalischen Erkrankung mit einer Latenz von einigen Tagen ein zweiter Temperaturanstieg erfolgt, einhergehend mit allgemeinem Krankheitsgefühl, Kopfschmerzen und Meningismus? 2 Tage später treten Lähmungen zunächst der unteren Extremitäten, später auch der oberen Extremitäten und eine Hirnnervenlähmung auf.

A. Polyradiculitis Guillain-Barré
B. Encephalomyelitis disseminata
C. Poliomyelitis anterior acuta
D. Myelitis transversa
E. Encephalitis lethargica

5.4.05 Fragentyp A

Die Poliomyelitis führt zu einer schlaffen Parese, weil

A. Muskelfasern zugrunde gehen
B. motorische Nervenfasern demyelinisiert werden
C. motorische Vorderhornzellen zugrunde gehen
D. die Hinterwurzeln zerstört werden
E. die Freisetzung von Transmitter blockiert wird

5.4.06 Fragentyp A

Welche der folgenden Symptomenkombination einer multiplen Sklerose kann man mit hoher Wahrscheinlichkeit auf einen spinalen Herd zurückführen?

A. Paraspastik, Sprachstörung und imperativer Harndrang

B. Hemispastik, Facialisparese und Hemihypästhesie

C. Babinskiphänomen einseitig, Ataxie und Intentionstremor

D. Beidseitig gestörtes Lageempfinden, Intentionstremor und imperativer Harndrang

E. Paraspastik, imperativer Harndrang, sockenförmige Hypästhesie an beiden Füßen

5.4.07 Fragentyp A

Ein pathognomonisches Symptom der multiplen Sklerose ist das (die, der)

A. Lhermitte-Zeichen (Nackenbeugezeichen)

B. Erhöhung der γ-Globuline im Liquor

C. imperative Harndrang

D. Dysdiadochokinese

E. Keines der Symptome ist pathognomonisch

5.4.08 Fragentyp A

Der typische Liquorbefund einer Tabes dorsalis hat am meisten Ähnlichkeit mit welcher der folgenden Erkrankungen?

A. Encephalomyelitis disseminata

B. Polyradiculoneuropathie Guillain-Barré

C. Epiduralabsceß

D. Metachromatische Leukodystrophie

E. Tuberkulöse Meningitis

5.4.09 Fragentyp A

Suchen Sie die Symptomenkombination heraus, die am besten zu einer Tabes dorsalis paßt.

A. Lanzinierende Schmerzen, Gangataxie und Hyperreflexie

B. Argyll-Robertson-Pupille, Gang- und Standataxie, lanzierende Schmerzen und Areflexie

C. Argyll-Robertson-Pupille, Retrobulbärneuritis, Hypotonie

D. Blasenstörungen, reflektorische Pupillenstarre, Kopfschmerzen

E. Hyperpathie der Fußsohle, Amaurosis fugax, positive Wassermann-Reaktion

5.5 Traumen

5.5.01 Fragentyp A

Den traumatischen Schädigungen des Rückenmarks liegen zugrunde (eine)

A. Stauchungen der Wirbelsäule

B. Schleuderverletzungen

C. direkte Traumatisierung der Wirbelsäule

D. Durchblutungsstörungen als Folge einer Traumatisierung

E. Alle der obigen Mechanismen kommen vor

5.5.02 Fragentyp A

Man spricht von einer Commotio spinalis, wenn

A. im Anschluß an ein Trauma der Wirbelsäule nach einigen Tagen ein vollständiges Querschnittssyndrom auftritt

B. unmittelbar nach einem Trauma der Wirbelsäule ein vollständiges oder partielles Querschnittssyndrom auftritt, das sich nach einigen Stunden zurückbildet

C. es bei einem Trauma der Wirbelsäule auch zu einer Commotio cerebri kommt

D. nach einer Gehirnerschütterung vorübergehend auch spinal Ausfälle auftreten

E. Keine der obigen Behauptungen ist richtig.

5.5.03 Fragentyp A

Welche der folgenden Aussagen über die Contusio spinalis ist nicht richtig?

A. Es kommt zu einer kompletten oder inkompletten Querschnittslähmung in unmittelbarem zeitlichem Zusammenhang mit dem Trauma.

B. Anfangs besteht oft ein spinaler Schock.

C. Conus- und Caudasyndrome werden nicht beobachtet.

D. Die zugrunde liegenden Rückenmarksläsionen sind unterschiedlich.

E. Eine verzögerte, meist unvollständige Rückbildung ist typisch.

5.5.04 Fragentyp D

Welche der folgenden Aussagen über das Schleudertrauma der HWS ist richtig?

1) An der Wirbelsäule und an Muskeln kann es zur Luxation bzw. Zerreißungen kommen.

2) Schmerzen im Nacken und Schulterbereich, sowie Bewegungseinschränkung der HWS sind die Regel.

3) Eine Commotio cerebri, vegetative und neurasthenische Symptome werden beobachtet.

4) Radiculäre Ausfälle kommen vor.

5) Querschnittsläsionen können auftreten.

Wählen Sie bitte die zutreffende Aussagenkombination.

A. Nur 1, 2 und 4 sind richtig

B. Nur 1, 2, 4 und 5 sind richtig

C. Nur 2, 3 und 4 sind richtig

D. Nur 1, 2, 3 und 5 sind richtig

E. Alle Aussagen sind richtig

5.5.05 Fragentyp A

Welche Untersuchungsmethode erscheint Ihnen zur Abklärung beim Verdacht auf ein HWS-Schleudertrauma am besten geeignet?

A. Funktionsaufnahmen der HWS

B. Lumbalpunktion

C. Myelographie

D. Cisternographie

E. Keine der obigen

5.5.06 Fragentyp A

Welche neurologischen Ausfälle findet man bei einem spinalen Schock?

A. Spastische Parese und Sensibilitätsausfall unterhalb der Läsion

B. Schlaffe Parese, autonome Blase, Reflexverlust

C. Schlaffe Parese, Sensibilitätsverlust, Blasenlähmung, Reflexverlust

D. Blasen-Mastdarmlähmung, schlaffe Parese, dissoziierte Empfindungsstörung

E. Keine der obigen

5.5.07 Fragentyp A

Welche der folgenden Rückenmarksläsionen muß zur sofortigen chirurgischen Intervention führen?

A. Commotio spinalis

B. Schleudertrauma der HWS

C. Contusio spinalis

D. Medialer Bandscheibenvorfall mit Querschnittssymptomatik

E. Keine der obigen

5.6 Gefäßkrankheiten

5.6.01 Fragentyp A

Nach dem Verschluß der A. spinalis zeigt die Rückenmarkschädigung folgenden Verteilungstyp:

A. Halbseitige Ausfälle
B. Ventrolaterale Erweichung
C. Komplette Querschnittslähmung
D. Hinterstrangausfall
E. Keine der obigen Verteilungstypen ist richtig

5.6.02 Fragentyp A

Mit einer Ausnahme sind alle der folgenden Arterien an der Versorgung des Rückenmarks beteiligt:

A. A. spinalis anterior
B. Aa. spinales posterior
C. A. spinothalamica
D. Äste der Vasocorona
E. A. sulcocommissuralis

5.6.03 Fragentyp A

Bei einer spinovasculären Insuffizienz auftretende Rükkenmarksläsionen betreffen am häufigsten das (den)

A. Cervicalmark
B. obere Thoracalmark
C. untere Thoracalmark
D. Lumbalmark
E. Conusbereich

5.6.04 Fragentyp D

Welche der folgenden Symptome kann man kurze Zeit nach einem Verschluß der Arteria spinalis anterior in Höhe der oberen HWS feststellen?

1) Schlaffe Paraparese der Beine, die im weiteren Verlauf in eine spastische Parese übergeht
2) Blasen- und Mastdarmlähmung
3) Dissoziierte Empfindungsstörung
4) Fehlende Muskeldehnungsreflexe unmittelbar nach dem Ereignis
5) Schlaffe Parese der oberen Extremitäten

Wählen Sie bitte die zutreffende Aussagenkombination.

A. Nur 2 und 3 sind richtig
B. Nur 2 und 4 sind richtig
C. Nur 1, 2 und 3 sind richtig
D. Nur 2, 3 und 5 sind richtig
E. Alle Aussagen sind richtig

5.6.05 Fragentyp A

Welche der folgenden Beschreibungen trifft auf das Arteria-spinalis-anterior-Syndrom zu?

A. Innerhalb von einigen Minuten bis Stunden kommt es zu einer schlaffen Paraplegie und zu einer dissoziierten Sensibilitätsstörung, d.h. Lage- und Vibrationssinn sind verloren, während Schmerz- und Temperatursinn intakt sind.
B. Innerhalb von Minuten bis Stunden kommt es zu einer schlaffen Paraplegie und einer dissoziierten Sensibilitätsstörung, d.h. Lage- und Berührungssinn sind intakt, während Schmerz- und Temperatursinn gestört sind.
C. Innerhalb von Minuten kommt es zu einer spastischen Paraplegie und einer dissoziierten Empfindungsstörung mit Sphincterstörungen.
D. Nach einer Ruptur der A. spinalis anterior kommt es zu einem sich schnell vergrößernden epiduralen Hämatom, das ein komplettes Querschnitt-Syndrom zur Folge hat.
E. Innerhalb von Minuten kommt es zu einer kompletten Querschnittslähmung.

5.6.06 Fragentyp A

Welche therapeutische Maßnahme ist bei spinalen Durchblutungsstörungen gewöhnlich nicht indiziert?

A. Anticoagulation

B. Rheomakrodexinfusionen

C. Digitalisierung (ältere Patienten)

D. Thromboseprophylaxe durch physikalische Maßnahmen

E. Optimale Blutdruckkontrolle

5.6.07 Fragentyp A

Typisch für eine Claudicatio intermittens spinalis sind mit einer Ausnahme:

A. Spannungs- und Schweregefühle der Beine beim Gehen

B. Mißempfindungen in den Beinen und am Rumpf

C. Gelegentliche Blasenstörungen

D. Wadenkrämpfe bei längerem Gehen

E. Rückbildung der Symptome in der Ruhe

5.6.08 Fragentyp A

Welche der folgenden Feststellungen trifft für spinale Angiome zu?

A. Die klinische Symptomatik beginnt meist jenseits des 40 . Lebensjahrzehnts.

B. Die neurologischen Ausfälle fluktuieren häufig in Abhängigkeit von wechselnden Durchblutungsverhältnissen.

C. Radiculäre Schmerzen und Parästhesien können auftreten.

D. Angiome können zu spinalen Subarachnoidalblutungen führen.

E. Alle der obigen Feststellungen sind richtig.

6 Krankheiten und Schäden des peripheren Nervensystems

6.01 Fragentyp A

Mit einer Ausnahme kommen alle der folgenden Störungen bei Erkrankungen des peripheren Nervensystems vor:

A. Vasomotorische trophische Störungen

B. Fasciculieren

C. Muskelkrämpfe

D. Muskelatrophien

E. Rigor

6.02 Fragentyp A

An welcher der folgenden Stellen wird Acetylcholin nicht als Überträgerstoff freigesetzt?

A. Endigungen des N. vagus

B. Endigungen spinaler Motoneuronen an Renshaw-Zellen

C. Endigungen spinaler Motoneuronen an Muskelendplatten

D. Sympathische Nervenendigungen an Gefäßmuskeln

E. Parasympathische Nervenendigungen

6.03 Fragentyp A

Was ist eine motorische Einheit?

A. Ein Motoneuronenpool, der eine synergistische Muskelgruppe innerviert.

B. Die Gesamtheit aller Motoneuronen, die einen Muskel innervieren.

C. Die Gesamtheit aller Muskelfasern, die von einem Motoneuron innerviert werden.

D. Die neuronalen Elemente des monosynaptischen Reflexbogens.

E. Die Summe aller Einzelpotentiale, die bei maximaler Willkürinnervation rekrutiert werden können.

6.04 Fragentyp A

Was versteht man unter einer Neurapraxie?

A. einen gestörten Bewegungsablauf bei einer peripheren Lähmung
B. Einen Untergang des peripheren Neurons
C. Eine passagere und reversible Funktionsstörung des peripheren Nerven
D. Eine Parese aufgrund einer axonalen Schädigung
D. Eine Parese aufgrund einer Nervendurchtrennung

6.05 Fragentyp A

Welches der folgenden Symptome spricht für eine beginnende Regeneration eines geschädigten peripheren Nerven?

A. Auftreten von positiven Wellen im EMG
B. Abnahme anfänglicher Spannungsschmerzen
C. Nächtliche Schmerzen an der Verletzungsstelle
D. Klopfempfindlichkeit des Nerven an der Verletzungsstelle, die sich im Laufe der Zeit nach distal verschiebt
E. Fibrillationspotentiale im EMG

6.06 Fragentyp A

Welche der folgenden Behauptungen über periphere Nervenfasern trifft <u>nicht</u> zu?

A. Die dicken myelinisierten Nervenfasern sind besonders druckempfindlich.
B. Eine Läsion der Myelinscheide führt in jedem Fall zur Waller-Degeneration des Axons.
C. Bei in seiner Kontinuität erhaltenem Perineurium kann der lädierte Nerv regenerieren.
D. Der periphere Nerv ist sehr ischämieempfindlich.
E. Die Regenerationstendenz eines peripheren Nerven ist umso schlechter, je weiter proximal die Läsion ist.

6.07 Fragentyp A

Alle außer einer der folgenden Erkrankungen können Ursache fehlender Achillessehnenreflexe sein:

A. Adie-Syndrom
B. Meralgia paraesthetica
C. Schädigung des N. tibialis
D. Schädigung des N. ischiadicus
E. Wurzelschädigung von S_1

6.08 Fragentyp A

Welche der folgenden Behauptungen über den Muskeleigenreflex (Muskeldehnungsreflex) ist <u>nicht</u> richtig?

A. Der Reflexbogen enthält mehr als 2 Synapsen.
B. Die Reflexzeit ist weitgehend konstant.
C. Die Ermüdbarkeit ist sehr gering.
D. Die Muskelspindeln sind die Receptoren des Muskeleigenreflexes.
E. Die Receptoren des Muskeleigenreflexes liegen nicht in den Sehnen.

6.09 Fragentyp A

Bei welcher der folgenden Läsionen sind die Muskeldehnungsreflexe <u>nicht</u> verändert?

A. Hinterwurzelläsion
B. Komplette Rückenmarkdurchtrennung in Höhe C_3
C. Schädigung peripherer Nerven (Polyneuropathie)
D. Schädigung der Motoneuronen (z.B. Werdnig-Hoffmann)
E. Mäßiggradige Inaktivitätsatrophie

6.10 6.12
6.11 6.13 Fragentyp B

Das taktile Auflösungsvermögen ist abhängig von der Dichte der Hautreceptoren, sie unterscheidet sich für einzelne Körperregionen. Ordnen Sie den Mindestabstand für zwei trennbare Empfindungen (simultane Raumschwelle) den entsprechenden Körperregionen zu.

6.10 Lippen

6.11 Rücken

6.12 Unterarme

6.13 Fingerspitze

A. 1/10 mm

B. 2 mm

C. 4 mm

D. 40 mm

E. 60-70 cm

6.14 Fragentyp A

Alle außer einem der folgenden Symptome weisen auf ein Carpaltunnel-Syndrom hin

A. Nächtliche Parästhesien in der Hand (1. bis Mitte 4. Finger radial)

B. Nächtliche Brachialgie und Hypästhesie im Medianusgebiet

C. Verlangsamung der sensiblen distalen Latenz des N. medianus

D. Elektrisierender Schmerz im Medianusinnervationsgebiet bei Perkussion des Handgelenks

E. Ausgeprägte Gubler-Schwellung der Hand

6.15 Fragentyp A

Welcher der folgenden Nerven wird beim sog. Pronator-Syndrom geschädigt

A. N. radialis, r. superficialis

B. N. radialis, r. profundus

C. N. medianus

D. N. ulnaris

E. N. axillaris

6.16 Fragentyp A

Beim fortgeschrittenen Carpaltunnelsyndrom findet man meistens eine Atrophie

A. des Hypothenar

B. des Thenar

C. aller Handbinnenmuskeln

D. der Musculi lumbricales

E. aller Musculi interossei

6.17 6.19
6.18 6.20 Fragentyp B

Ordnen Sie den folgenden peripheren Nerven den passenden neurologischen Ausfall zu

6.17 N. ulnaris

6.18 N. medianus

6.19 N. fibularis

6.20 N. ischiadicus

A. Quadricepsschwäche

B. Fußheberschwäche

C. Lähmung der Unterschenkelmuskeln

D. Thenaratrophie

E. Atrophie der Muskeln des Kleinfingerballens

6.21 6.23
6.22 Fragentyp B

Ordnen Sie das charakteristische klinische Bild der entsprechenden Nervenschädigung zu.

6.21 Krallenhand

6.22 Schwurhand

6.23 Fallhand

A. N. radialis

B. N. axillaris

C. N. medianus

D. N. musculocutaneus

E. N. ulnaris

6.24 6.26
6.25 Fragentyp B

Geben Sie für die angegebenen Lähmungen an, durch welche der bezeichneten Nervenläsionen sie verursacht sein können.

6.24 Lähmung des M. quadriceps

6.25 Lähmung des M. triceps surae

6.26 Lähmung des M. tibialis anterior

A. N. obturatorius

B. N. femoralis

C. N. ilioinguinalis

D. N. tibialis

E. N. peronaeus

6.27 Fragentyp D

Welche der neurologischen Störungen findet man bei einer Läsion des N. radialis im mittleren Humerusdrittel?

1) Komplette Parese des M. triceps brachii

2) Parese des M. biceps brachii

3) Parese des M. extensor carpi ulnaris

4) Parese des M. extensor carpi radialis

5) Sensibilitätsstörungen am radialen Handrücken

Wählen Sie bitte die zutreffende Aussagenkombination.

A. Nur 1, 4 und 5 sind richtig
B. Nur 2, 3 und 4 sind richtig
C. Nur 1, 3, 4 und 5 sind richtig
D. Nur 1, 2, 4 und 5 sind richtig
E. Nur 3, 4 und 5 sind richtig

6.28 Fragentyp A

Der N. radialis kann geschädigt werden durch (einen)

A. Druck in der Axilla
B. Druck in der Oberarmmitte
C. Druck in der Durchtrittsstelle durch den M. supinator
D. alle der obigen
E. keine der obigen

6.29 Fragentyp A

Alle außer einer der folgenden Erkrankungen können die Ursache einer Hypothenaratrophie sein:

A. N. ulnaris-Schädigung
B. Untere Armplexus-Schädigung
C. Schädigung der Wurzel C_6
D. Cervicale Syringomyelie
E. Spinale Muskelatrophie

6.30 Fragentyp A

Alle außer einer der folgenden Erkrankungen können zur Lähmung der Mm. peronaei führen:

A. Schädigung der Wurzel L_5
B. Myatrophische (amyotrophische) Lateralsklerose
C. Myotonia dystrophica Curschmann-Steinert
D. Fortgeschrittene neurale Muskelatrophie Charcot-Marie-Tooth
E. Schädigung des N. femoralis

6.31 6.33
6.32 6.34 Fragentyp B

Ordnen Sie den folgenden peripheren Nerven den passenden neurologischen Ausfall zu.

6.31 N. ulnaris

6.32 N. medianus

6.33 N. fibularis profundus

6.34 N. ischiadicus

A. Quadricepsschwäche

B. Hypästhesie zwischen 1. und 2. Zehe

C. Lähmung des M. biceps femoris

D. Sensibilitätsstörungen der Finger 1-3 und 4 radial

E. Atrophie der Mm. interossei

6.35 6.38
6.36 6.39
6.37 Fragentyp B

Kombinieren Sie die folgenden Beschwerden mit den dazugehörigen Nerven.

6.35 Hyperakusis

6.36 Absinken der Schulter

6.37 Intensive Schmerzen am Zungengrund

6.38 Scapula alata

6.39 Blitzartig einschießende Gesichtsschmerzen

A. N. thoracicus longus

B. N. trigeminus

C. N. facialis

D. N. accessorius

E. N. glossopharyngeus

6.40 Fragentyp A

Welche der folgenden Muskeln werden bei einer Polyneuropathie am häufigsten bereits im Frühstadium atrophisch gefunden?

A. M. tibialis anterior

B. Thenar

C. Hypothenar

D. M. extensor digitorum brevis

E. M. extensor digitorum longus

6.41 Fragentyp A

Man spricht von einer Pseudotabes polyneuropathica bei Patienten, die

A. nicht auslösbare Muskeldehnungsreflexe, eine gestörte Tiefensensibilität und eine Ataxie, jedoch keine Lues haben

B. sogenannte falsch positive serologische Lues-Tests und eine Polyneuropathie haben

C. eine positive Luesreaktion im Blut und Liquor, jedoch keine neurologischen Ausfälle zeigen

D. alle der obigen

E. keine der obigen

6.42 Fragentyp A

Welche der folgenden peripheren Nervenschäden werden beim Diabetes mellitus beobachtet?

A. Vorwiegend sensible, symmetrische Polyneuropathien

B. Umschriebene Ausfälle einzelner Hirnnerven

C. Proximale, vorwiegend die Oberschenkel betreffende neurogene Atrophien

D. Asymmetrische, distale, vorwiegend motorische Ausfälle

E. Alle der obigen

6.43 Fragentyp A

Welche Aussage über die Arsenpolyneuropathie trifft zu?

A. Sie verläuft meistens ohne Sensibilitätsstörungen.
B. Sie ist häufig durch heftige Schmerzen in Händen und Füßen gekennzeichnet.
C. Besonders betroffen sind meistens der N. ulnaris und der N. oculomotorius.
D. Der Liquor zeigt immer eine Pleocytose.
E. Sie ist immer rückbildungsfähig.

6.44 Fragentyp A

Welche der folgenden Polyneuropathien ist vorwiegend motorisch? Eine Polyneuropathie bei

A. Alkoholismus
B. Arsenintoxikation
C. Triorthokresylphosphatvergiftung
D. Thalliumintoxikation
E. Diabetes mellitus

6.45 Fragentyp A

Welche der folgenden neurologischen Erkrankungen kann durch eine INH-Behandlung hervorgerufen werden?

A. Polyneuropathie
B. Grand-mal-Epilepsie
C. Tetanie
D. Alle der obigen
E. Keine der obigen

6.46 Fragentyp A

Bei allen außer einem der folgenden Medikamente kann es bei langzeitiger Einnahme zu Polyneuropathien kommen:

A. Meprobamat
B. Diazepam
C. Hydralazin
D. Nitrofurantoin
E. Vincaalkaloide

6.47 Fragentyp A

Bei Patienten mit einer ausgeprägten Polyneuroradiculopathie (Guillain-Barré) findet man bei der Untersuchung

A. schlaffe Paresen mit einer Areflexie der Beine
B. meistens sensible Ausfälle
C. eine deutliche Eiweißvermehrung im Liquor
D. gelegentlich eine Stauungspapille
E. alle der obigen

6.48 Fragentyp A

Mit einer Ausnahme sind alle der folgenden Behauptungen über das sogenannte Guillain-Barré-Syndrom falsch.

A. Lähmungserscheinungen der Atemmuskeln sind meist nicht reversibel.
B. Gelegentlich zeigen Patienten eine Parese der Gesichts- und äußeren Augenmuskeln.
C. Die Nervenleitgeschwindigkeit liegt meist im Normbereich.
D. Die Lähmungserscheinungen kommen durch eine vorwiegend axonale Schädigung der peripheren Nerven zustande.
E. Sensible Ausfälle stehen klinisch meist im Vordergrund.

6.49 Fragentyp A

Mit einer Ausnahme kann das EMG wesentlich beitragen zur (zum)

A. Diagnose einer peripheren Parese
B. Differentialdiagnostik zwischen myogener und neurogener Muskelatrophie
C. Diagnose einer Myotonie
D. Erkennen einer Reinnervation nach einer Nervenverletzung
E. Nachweis einer zentralen Parese

6.50 Fragentyp A

Nach welcher Zeit findet man bei einer Nervenschädigung mit einer Kontinuitätsunterbrechung frühestens im EMG Denervierungspotentiale?

A. Nach 1-2 Stunden
B. Nach 1 1/2 - 2 Tagen
C. Nach 1-2 Wochen
D. Nach 1-2 Monaten
E. Nach 2-3 Monaten

6.51 Fragentyp A

Bei allen der folgenden Erkrankungen kann mit einer Ausnahme die Nervenleitgeschwindigkeit herabgesetzt sein:

A. Polyneuropathie
B. Neurale Muskelatrophie
C. Refsum-Syndrom
D. Carpaltunnelsyndrom
E. Progressive Paralyse

6.52 Fragentyp A

Eine Abnahme der Erregungsleitungsgeschwindigkeit im peripheren Nerven spricht für (eine, das)

A. Vorderhornerkrankung
B. Störung der neuromusculären Übertragung
C. Vorliegen einer Markscheidenläsion
D. Vorliegen einer Myotonie
E. keine der obigen

6.53 Fragentyp A

Eine Muskelbiopsie ist indiziert

A. bei einer klinisch und elektromyographisch diagnostizierten Polyneuropathie
B. bei Verdacht einer systemischen Gefäßerkrankung, z.B. einer Periarteriitis nodosa
C. zum Nachweis entzündlicher Infiltrate bei der Polyradiculoneuropathie Guillain-Barré
D. zum Ausschluß einer toxischen Genese einer Polyneuropathie
E. zur Beurteilung des Ausmaßes der neurogenen Atrophien

6.54 Fragentyp A

Welche der folgenden Aussagen trifft zu?

A. Bei einer Polyneuropathie ist eine Eiweißerhöhung im Liquor beweisend für eine idiopathische Polyradiculoneuropathie Guillain-Barré.
B. Bei jeder Polyneuropathie sollte der Liquor untersucht werden.
C. Hereditäre degenerative Neuropathien gehen immer mit einem normalen Liquor einher.
D. Eine Polyradiculomyelopathie nach Zeckenbiß geht mit einer Eiweißerhöhung und Zellvermehrung im Liquor einher.
E. Der Eiweißwert im Liquor erreicht beim Guillain-Barré am 3. Krankheitstag sein Maximum.

7 Muskelkrankheiten

7.01 Fragentyp A

Mit einer Ausnahme sind alle der folgenden Behauptungen über den gegen den ACH-Receptor gerichteten Antikörper der Patienten mit Myasthenia gravis richtig:

A. Er erschwert die präsynaptische ACH-Freisetzung.

B. Er ist im Blut von 90% der Myasthenia-gravis-Patienten nachweisbar.

C. Er führt zu einem schnelleren Abbau des ACH-Receptors.

D. Er schädigt den ACH-Receptor.

E. Er kann die ACH-Bindungsstelle am Receptor blockieren.

7.02 Fragentyp A

Mit einer Ausnahme findet man alle der folgenden histologischen Befunde bei Myopathien:

A. Einzelfaserdegeneration

B. Selektiver Typ-I- oder Typ-II-Untergang

C. Felderförmige gruppierte Muskelfaseratrophie

D. Abrundung der Muskelfasern

E. Vermehrung zentral gelegener Zellkerne

7.03 Fragentyp A

Welche der folgenden hormonellen Störungen kann eine sogenannte endokrine Myopathie auslösen?

A. Thyreotoxikose

B. Hypothyreose

C. Nebenschilddrüsenstörungen

D. Morbus Cushing

E. Alle der obigen

F. Keine der obigen

7.04 Fragentyp A

Finden Sie die falsche Behauptung über die Myasthenia gravis.

A. Initialsymptom ist häufig eine Schwäche der äußeren Augenmuskeln und der Gesichts- oder Schlundmuskeln.

B. Tagesschwankungen der Muskelschwäche sowie deutliche Fluktuationen von Tag zu Tag sind die Regel.

C. Bei 90% der Patienten sind Antikörper gegen Acetylcholinreceptorprotein nachweisbar.

D. Cholinesterasehemmer (z.B. Pyridostigmin) sind die einzigen zur Verfügung stehenden Therapeutica.

E. Das EMG ist ein wesentliches Hilfsmittel der Diagnose.

7.05 7.07
7.06 7.08 Fragentyp B

Ordnen Sie den folgenden Muskelerkrankungen die passende Beschreibung zu.

7.05 Myotone Dystrophie (Curschmann-Steinert)

7.06 Duchenne-Muskeldystrophie

7.07 Facioscapulohumerale Dystrophie

7.08 Gliedmaßengürteltyp

A. Beginn im Beckengürtel, X-chromosal recessiv vererbt, Verlust der Gehfähigkeit fast immer vor dem 15. Lebensjahr

B. Autosomal dominant vererbt, Beginn im 2. bis 3. Lebensjahrzehnt im Becken- oder Schultergürtel

C. Recessiv-autosomal vererbt, Beginn nicht selten erst im mittleren Lebensalter

D. Häufig mit Katarakt, hormonellen Ausfällen und Herzrhythmusstörungen kombiniert

7.09 Fragentyp A

Welches der folgenden Merkmale trifft für die Myotonia congenita (Thomsen) nicht zu?

A. Manifestation meistens schon in der Kindheit

B. Lebenserwartung nicht verkürzt

C. Geringe, proximal betonte Muskelatrophie

D. Startschwierigkeit bei Bewegungen

E. Muskelwulstbildung bei Perkussion des Muskels

7.10 Fragentyp A

Bei der dystrophischen Myotonie (Curschmann-Steinert) findet man außer den Muskelsymptomen

A. Katarakt

B. Innenohrschwerhörigkeit

C. Überleitungsstörungen im EKG

D. Gonadeninsuffizienz

E. alle genannten Symptome

7.11 Fragentyp A

Bei der Unterscheidung einer Polymyositis von einer Polyneuropathie spricht welches Symptom eher für eine Polymyositis?

A. Schwerpunkt der Muskelschwäche in proximalen Muskeln

B. Die Eigenreflexe sind erloschen

C. Gewichtsverlust

D. Überempfindlichkeit der Fußsohlen

E. CK (Creatinkinase) 55 U/l

7.12 Fragentyp A

Welche der folgenden Behauptungen über eine cholinerge Krise bei einer Myasthenie ist nicht richtig?

A. Die Muskelschwäche ist meist rasch progredient.

B. Fasciculieren und Muskelzittern tritt auf.

C. Durch Atropin können die vegetativen Symptome gebessert werden.

D. Es kommt zu einer Mydriasis.

E. Die Patienten klagen über Bauchkrämpfe.

7.13 Fragentyp A

Bei einer Lähmung der Mm. glutaei medius und minimus rechts kommt es zu

A. einem Absinken des Beckens links, wenn der Patient auf dem rechten Bein steht

B. einem Absinken des Beckens links, wenn der Patient auf dem linken Bein steht

C. einer Lendensteife

D. keinen wesentlichen klinischen Ausfällen

E. einer Arthrose in beiden Hüftgelenken

7.14 Fragentyp A

Bei welcher der folgenden Verdachtsdiagnosen ist eine Muskelbiopsie am ehesten indiziert?

A. Polymyositis

B. Tetanie

C. Guillain-Barré-Syndrom

D. Periphere Neuropathie

E. Alle der obigen

7.15 Fragentyp A

Am Beginn einer Polymyositis klagen Patienten meist über

A. Doppelbilder, Ptosis und Schluckbeschwerden
B. Muskelatrophien und Schwäche
C. Gelenkschwellungen
D. Muskelschmerzen und Schwäche vorwiegend der proximalen Muskeln
E. depressive Verstimmungen

7.16 Fragentyp D

Welche der folgenden Medikamente können zu einer Verschlechterung einer Myasthenia gravis führen?

1) ACTH, Cortison
2) Chinidin, Curare-Derivate
3) Magnesiumhaltige Verbindungen
4) Azathioprin
5) Aminoglykosidantibiotica

Wählen Sie bitte die zutreffende Aussagenkombination.

A. Nur 1, 2 und 3 sind richtig
B. Nur 1, 2, 3 und 5 sind richtig
C. Nur 2, 3, 4 und 5 sind richtig
D. Nur 1, 2, 3 und 4 sind richtig
E. Alle Aussagen sind richtig

7.17 Fragentyp A

Welche der folgenden Behauptungen über die Muskeldystrophie vom Typ Duchenne ist nicht richtig?

A. Beginn meist im Beckengürtel.
B. Knaben und Mädchen erkranken etwa gleich häufig.
C. Im Spätstadium entwickelt sich eine Fettgewebs- und Knochendystrophie.
D. Häufig findet man bei der Mutter einen erhöhten CK-Wert.
E. Eine Kardiomyopathie im Spätstadium ist nicht ungewöhnlich.

7.18 7.20
7.19 7.21 Fragentyp B

Ordnen Sie den folgenden Erkrankungen die passende Beschreibung zu.

7.18 Hypokaliämische periodische Lähmung

7.19 Paramyotonie

7.20 Hyperkaliämische periodische Lähmung

7.21 Myotonia congenita

A. Orale Kaliumzufuhr führt meist zum Anfall.

B. Die Symptomatik ist meist nur bei einer Kälteeinwirkung zu beobachten.

C. Kohlenhydratreiche Mahlzeiten oder körperliche Anstrengungen führen zum Anfall.

D. Die Muskulatur der Patienten ist sehr kräftig entwickelt.

E. Begleitende, hormonelle Störungen sind häufig.

7.22 Fragentyp D

Welche der folgenden Befunde können bei einer Polymyositis erhoben werden?

1) CK- und LDH-Erhöhung im Blut

2) FDP-Aldolase und SGOT/GPT-Erhöhung im Blut

3) Uveitis

4) Muskelschwäche

5) Muskelschmerzen

Wählen Sie bitte die zutreffende Aussagenkombination.

A. Alle Aussagen sind richtig

B. Nur 1, 2, 4 und 5 sind richtig

C. Nur 1, 4 und 5 sind richtig

D. Nur 2, 3 und 5 sind richtig

E. Nur 3, 4 und 5 sind richtig

7.23 Fragentyp A

Eine 35jährige Patientin gibt folgende Beschwerden an: Seit einem Jahr Doppelbilder beim Lesen, rasches Ermüden bei der Hausarbeit, gelegentlich Schluckbeschwerden. Bei der Untersuchung findet man eine beiderseitige Ptose, Schwäche der Bulbusheber und proximal betonte Schwäche der Skelettmuskulatur. Welche der folgenden Diagnosen ist die wahrscheinlichste?

A. Chronisch progressive Ophthalmoplegie

B. Hirnstammtumor

C. Myasthenia gravis

D. Botulismus

E. Myopathie bei Hyperthyreose

7.24 Fragentyp A

Häufig findet man bei der Dystrophia musculorum progressiva eine Gangstörung, die man treffenderweise bezeichnet als

A. Steppergang

B. circumducierender Gang

C. Watschelgang

D. ataktischer Gang

E. kleinschrittiger Gang

7.25 Fragentyp A

Bei der Dystrophia musculorum progressiva handelt es sich um eine

A. Autoimmunerkrankung

B. erbliche, degenerative Erkrankung der quergestreiften Muskulatur

C. entzündliche Erkrankung der quergestreiften Muskulatur

D. paraneoplastische Erkrankung

E. Glykogenspeicherkrankheit

7.26 Fragentyp D

Welche der folgenden neurologischen Störungen werden bei malignen Tumoren (paraneoplastisch) beobachtet?

1) Myasthenes Syndrom (Eaton-Lambert)
2) Myasthenia gravis
3) Polyneuropathien
4) Kleinhirnatrophien
5) Progressive spinale Muskelatrophien

Wählen Sie bitte die zutreffende Aussagenkombination.

A. Nur 1, 2 und 3 sind richtig
B. Nur 1, 2, 3 und 4 sind richtig
C. Alle Aussagen sind richtig
D. Nur 1, 3 und 4 sind richtig
E. Nur 2, 3, 4 und 5 sind richtig

7.27 Fragentyp A

Unter einem myasthenen Syndrom versteht man eine (das, die)

A. Reduktion der Muskelkraft allgemein
B. klinische Phänomen der vorschnellen Ermüdung und verzögerten Erholung der Muskelleistung
C. progressive Muskelatrophie
D. Abnahme der mittleren Miniaturendplattenamplitude
E. anfallartiges Einsetzen einer Muskelschwäche bei Belastung

7.28 Fragentyp D

Welche der folgenden Behauptungen über die Therapie der Muskeldystrophien sind richtig?

1) Der Versuch einer Cortisonlangzeittherapie ist indiziert.
2) Eine kausale Therapie ist nicht möglich.
3) Eiweißreiche Kost und isometrisches Muskeltraining werden empfohlen.
4) Eine Kontrakturprophylaxe ist wichtig.
5) Lävadosin-Infusionen führen meist zu einer vorübergehenden Besserung.

Wählen Sie bitte die zutreffende Aussagenkombination.

A. Nur 1, 2 und 3 sind richtig
B. Nur 1, 2, 3 und 4 sind richtig
C. Alle Aussagen sind richtig
D. Nur 2, 3 und 4 sind richtig
E. Nur 2, 3, 4 und 5 sind richtig

7.29 Fragentyp A

Mit einer Ausnahme sind alle der folgenden Therapieformen bei Myasthenia-gravis-Patienten indiziert:

A. Thymektomie
B. Cortison-Therapie
C. Azathioprin-Therapie
D. Plasmapherese
E. Extrakcorporale Dialyse

7.30 Fragentyp A

Welche der folgenden Medikamente sind bei Patienten mit Myasthenie indiziert?

A. Breitbandantibiotica
B. Cortison und Azathioprin
C. Sulfonamide
D. Durchblutungsfördernde Mittel
E. Alle der obigen

8 Beteiligung des Nervensystems bei extraneuralen Grundkrankheiten

8.01 Fragentyp A

Bei welchem der folgenden Herzfehler kommt es am ehesten zu synkopalen Attacken während körperlichen Anstrengungen?

A. Mitralstenose

B. Mitralinsuffizienz

C. Vorhofseptumdefekt

D. Aorteninsuffizienz

E. Aortenstenose

8.02 Fragentyp A

Bei welchem der folgenden Herzfehler werden am häufigsten embolische Komplikationen beobachtet?

A. Mitralinsuffizienz

B. Mitralstenose

C. Aorteninsuffizienz

D. Aortenstenose

E. Mitralinsuffizienz

8.03 Fragentyp A

Mit einer Ausnahme sind alle der folgenden Befunde typisch für eine bakterielle Endocarditis:

A. Cerebrale und systemische Embolien

B. Fieber, Senkungsbeschleunigung, Blässe

C. Wechselnde Herzgeräusche

D. Atrioventriculäre Überleitungsstörungen

E. Arthralgien, Leukocytose

8.04 8.06
8.05 Fragentyp B

Ordnen Sie den folgenden neurologischen Störungen ihre wahrscheinlichste Ursache zu.

8.04 Ein 65jähriger Diabetiker wacht morgens mit einer rechtsseitigen Hemiparese und Aphasie auf; ein Computertomogramm ist unauffällig.

8.05 Ein 55jähriger Schlosser, bei dem ein Hochdruck seit 15 Jahren bekannt ist, erleidet während der Arbeit plötzlich eine rechtsseitige Hemiparese und trübt in den darauffolgenden Stunden ein.

8.06 Ein 45jähriger Patient mit bekannter Hypertonie entwickelt innerhalb weniger Stunden Kopfschmerzen und Sprachstörungen, er wird zunehmend verwirrt und erleidet einen Krampfanfall.

A. Hypertensive Encephalopathie

B. Thrombose eines Astes der A. cerebri media

C. Intracerebrale Massenblutung

8.07 Fragentyp D

Welche der folgenden Symptome sind typisch für eine Encephalopathie bei chronischer respiratorischer Insuffizienz

1) Kopfschmerzen, Müdigkeit

2) Acroparästhesien

3) Tremor, Myoklonien

4) Gedächtnisstörungen, Delir

5) Hyperämischer Fundus, Stauungspapille

Wählen Sie bitte die zutreffende Aussagenkombination.

A. Nur 1 und 3 sind richtig

B. Nur 2 und 4 sind richtig

C. Nur 1, 2 und 3 sind richtig

D. Nur 1, 2, 3 und 4 sind richtig

E. Alle Aussagen sind richtig

8.08 Fragentyp A

Mit einer Ausnahme sind alle der folgenden Störungen typisch für ein beginnendes Leberkoma.

A. Konzentrations- und Merkfähigkeitsstörungen

B. Tremor

C. Stauungspapille

D. Hyperreflexie, Pyramidenbahnzeichen

E. Allgemeinveränderungen im EEG

8.09 Fragentyp A

Welche Aussage über das Wernicke-Syndrom trifft nicht zu?

A. Die Ursache ist ein B_6-Mangel.

B. Es kann auftreten bei chronischem Alkoholismus.

C. Es kann auftreten nach einer Magenresektion.

D. Es ist meist begleitet von einer symptomatischen Psychose.

E. Kardinalsymptome sind: Ophthalmoplegie, Ataxie, Hypersomnie.

8.10 Fragentyp A

Durch den Mangel welches Vitamins kann es zum sogenannten Wernicke-Syndrom kommen?

A. Vitamin B_1

B. Vitamin B_6

C. Vitamin B_{12}

D. Vitamin D

E. Vitamin E

8.11 Fragentyp A

Mit einer Ausnahme kommen alle der folgenden Störungen beim Wernicke-Syndrom vor:

A. Ophthalmoplegie

B. Myasthenes Syndrom

C. Ataxie

D. Hypersomnie

E. Zentralvegetative Störungen

8.12 Fragentyp A

Welche der folgenden neurologischen Störungen wird bei Patienten mit portocavalem Shunt bzw. fortgeschrittenem Leberversagen beobachtet?

A. Symptomatische Psychosen und Flapping-Tremor

B. Ophthalmoplegie und Ataxie

C. Aphasie und zentrale Paresen

D. Hinterstrangausfälle und Blasenstörungen

E. Keine der obigen

8.13 Fragentyp A

Mit einer Ausnahme sind alle der folgenden Behauptungen über die funiculäre Spinalerkrankung richtig:

A. Die Erkrankung tritt als Folge eines Vitamin-B_{12}-Mangels auf.

B. Es kann zu neurologischen Ausfällen kommen, ohne daß eine Anämie vorliegt.

C. Eine proximal betonte Muskelschwäche im Schulter- und Beckengürtelbereich ist typisch

D. Meistens beginnt die Erkrankung mit schmerzhaften Parästhesien in den beiden unteren Extremitäten, gefolgt von ataktischen Gangstörungen.

E. In den meisten Fällen finden sich Pyramidenbahnzeichen und eine Betazol-refraktäre Achylie.

8.14 Fragentyp A

Die funiculäre Myelose sollte unbedingt früh erkannt werden, da

A. nur in der Frühphase eine enterale Vitamin-B_{12}-Therapie zur Rückbildung der Ausfälle führt

B. nur eine rechtzeitige Vitamin-B_{12}-Therapie Aussicht auf Erfolg bietet

C. eine parenterale Vitamin-B_{12}-Therapie in der Frühphase gute Erfolgsaussichten hat

D. es bei einer späten Therapie zu einer bedrohlichen Verschlechterung der Anämie kommen kann

E. in der Frühphase eine ausreichende Vitamin-B_{12}-Substitution in jedem Fall eine völlige Remission bewirkt

8.15 Fragentyp A

Unter einem chronischen Dialysesyndrom versteht man ein (eine, einen)

A. innerhalb von 24 Stunden nach einer Dialyse auftretenden Verwirrtheitszustand

B. vorzeitige cerebrale Arteriosklerose bei Dialysepatienten

C. chronisch progredient verlaufende Polyneuropathie

D. durch Vitamin-B_1-Mangel bedingte Encephalopathie

E. keines der obigen

8.16 Fragentyp D

Welche der folgenden neurologischen Störungen werden bei der Urämie beobachtet?

1) Organische Psychosyndrome unterschiedlicher Ausprägung
2) Querschnittslähmungen
3) Krampfanfälle
4) Hyperreflexie mit und ohne Pyramidenbahnzeichen
5) Tremor, Myoklonien

Wählen Sie bitte die zutreffende Aussagenkombination.

A. Nur 1 und 2 sind richtig
B. Nur 1, 2 und 3 sind richtig
C. Nur 3, 4 und 5 sind richtig
D. Nur 1, 3, 4 und 5 sind richtig
E. Alle Aussagen sind richtig

8.17 Fragentyp D

Welche neurologischen Störungen können bei Patienten mit Diabetes mellitus auftreten?

1) Retinopathie
2) Mononeuritis multiplex
3) Polyneuropathie
4) Impotenz
5) Koma

Wählen Sie bitte die zutreffende Aussagenkombination.

A. Nur 1, 2 und 3 sind richtig
B. Nur 2, 3 und 5 sind richtig
C. Nur 1, 2, 3 und 5 sind richtig
D. Nur 1, 3, 4 und 5 sind richtig
E. Alle Aussagen sind richtig

8.18 Fragentyp A

Welche der folgenden neurologischen Störungen wird bei Patienten mit einer Hyperthyreose gewöhnlich nicht beobachtet?

A. Psychosyndrom

B. Ophthalmoplegie

C. Tremor

D. Myopathie

E. Schwerhörigkeit, Geruch- und Geschmacksstörungen

8.19 Fragentpy A

Mit einer Ausnahme sind alle der folgenden Störungen typisch für das Myxödem:

A. Myopathie

B. Neuropathie (Engpaßsyndrome)

C. Ataxie

D. Fasciculieren

E. Organische Psychosyndrome

8.20 Fragentyp A

Welche der folgenden Symptomenkombinationen sind nicht typisch für das Addison-Syndrom?

A. Schwäche, Hautpigmentierung

B. Hypotonie, Übelkeit

C. Appetitlosigkeit, Übelkeit, Erbrechen

D. Bauchschmerz, Salzhunger

E. Myoklonien, Hypertonie

8.21 Fragentyp A

Welches der folgenden neurologischen Symptome wird bei einem Hypoparathyreoidismus nicht beobachtet?

A. Tetanie

B. Amaurose

C. Epileptische Anfälle

D. Stauungspapillen

E. Muskelschwäche

8.22 Fragentyp A

Bei welcher der folgenden Erkrankungen ist der Abbau der Phytansäure gestört?

A. Dysostosis multiplex

B. Refsum-Syndrom

C. Morbus Niemann-Pick

D. Metachromatische Leukodystrophie

E. Wilson-Krankheit

8.23 Fragentyp A

Welche der folgenden Stoffwechsel- bzw. Hormonstörungen kann am ehesten alle der folgenden klinischen Symptome hervorrufen: Bewußtseinsstörungen, zentrale Paresen, Gangataxie, Doppelbilder, Grand-mal-Anfälle?

A. Addison-Krise

B. Hypothyreose

C. Hypoglykämie

D. Hyperthyreose

E. Ketoacidose

8.24 Fragentyp A

Patienten mit hämorrhagischen Diathesen sind gefährdet durch

A. subdurale Blutungen

B. epidurale Blutungen

C. intracerebrale und spinale Blutungen

D. periphere Nervenläsionen durch intramusculäre Blutungen

E. alle der obigen

8.25 Fragentyp A

Welche der folgenden neurologischen Störungen wird bei Patienten mit einer Polycythaemia vera gehäuft beobachtet?

A. Cerebrale Durchblutungsstörung

B. Krampfanfälle

C. Myopathien

D. Polyneuropathien

E. Keine der obigen

8.26 Fragentyp D

Welche der folgenden neurologischen Störungen werden bei Patienten mit Leukämie beobachtet?

1) Querschnittsläsionen

2) Liquorcirculationsstörungen

3) Polyneuropathien

4) Retinopathien

5) Psychosyndrome

Wählen Sie bitte die zutreffende Aussagenkombination.

A. Nur 1, 2 und 3 sind richtig

B. Nur 1, 2, 3 und 5 sind richtig

C. Nur 2, 3 und 5 sind richtig

D. Nur 2, 3, 4 und 5 sind richtig

E. Alle Aussagen sind richtig

8.27 Fragentyp A

Welche neurologische Störungen können bei Patienten mit Lupus erythematodes auftreten?

A. Cerebrale Krampfanfälle

B. Pseudotumor cerebri, aseptische Meningitis

C. Mononeuritis multiplex

D. Organische Psychosyndrome

E. Alle der obigen

9 Intoxikationen des Nervensystems

9.01 Fragentyp A

Bei Verdacht einer Arsen-Intoxikation achten Sie bei der Untersuchung besonders auf alle außer einem der folgenden Symptome:

A. Hyperkeratose

B. Conjunctivitis und Pharyngitis

C. Nagelveränderungen

D. Veränderungen an den Schleimhäuten

E. Kayser-Fleischer-Ring

9.02 Fragentyp A

Alle außer einem der folgenden Symptome lassen an eine Thallium-Intoxikation denken:

A. Haarausfall

B. Akne und Fingernagelveränderungen

C. Bradykardie

D. Sehr unangenehme Mißempfindungen in Händen und Füßen

E. Beinbetonte Lähmungen

9.03 9.05
9.04 9.06 Fragentyp B

Kombinieren Sie die folgenden toxischen Substanzen mit den entsprechenden klinischen Symptomen.

9.03 Blei

9.04 Quecksilber

9.05 CO

9.06 Arsen

A. Tremor, Stomatitis, Speichelfluß

B. Neuropathie, Hautveränderungen mit Pigmentverschiebungen

C. Parkinson-Syndrom

D. Hirnödem, Koliken, "Fallhand"

E. Athetose, Erblindung, Krampfanfälle

9.07 Fragentyp A

Eines der folgenden Symptome ist mit einer Intoxikation mit Belladonna-Alkaloiden nicht vereinbar:

A. Anhydrose

B. Bradykardie

C. Mydriasis

D. Exogene Psychose

E. Koma

9.08 Fragentyp A

Wenn Sie bei einer Bewußtseinstrübung den Verdacht einer Barbiturat-Intoxikation haben, kann welche Untersuchung entscheidend zur Klärung beitragen?

A. Neurologische Untersuchung

B. Bestimmung der Transaminasen

C. Liquoruntersuchung

D. EEG

E. Messung der Nervenleitgeschwindigkeit

9.09 Fragentyp A

Mit einer Ausnahme können alle folgenden Symptome durch eine chronische Hydantoin-Intoxikation hervorgerufen werden:

A. Zahnfleischhypertrophie

B. Cerebelläre Ataxie

C. Nystagmus

D. Vermehrung des Liquoreiweißes

E. Abducensparese

9.10 Fragentyp A

Welche der folgenden Symptome sprechen gegen die Annahme einer CO-Intoxikation?

A. Exogene Psychose

B. Hyperton-hypokinetisches Syndrom

C. Mydriasis mit schwacher Lichtreaktion

D. Blasse Gesichtsfarbe

E. Sehstörungen

9.11 Fragentyp A

Botulismus führt zu Lähmungen quergestreifter Muskeln, weil

A. die Freisetzung von Acetylcholin an der Endplatte blockiert wird

B. die peripheren Nerven demyelinisiert werden

C. die motorischen Vorderhornzellen zerstört werden

D. die absteigenden Rückenmarksbahnen demyelinisiert werden

E. es zum Untergang von Muskelfasern kommt

9.12 Fragentyp A

Bei einer Tetanus-Infektion kommt es zu Muskelspasmen, weil Tetanustoxin

A. alle Stoffwechselprozesse steigert

B. zu einer Übererregbarkeit der Muskelendplatte führt

C. die Erregungsübertragung an der Vorderhornzelle fördert

D. die Erregungsübertragung an den γ-Motoneuronen fördert

E. spinale Hemmungsmechanismen blockiert

10 Ausgewählte therapeutische Verfahren bei neurologischen Krankheiten und Notfällen

10.01 Fragentyp A

Bei welchen der folgenden Erkrankungen ist die Indikation zur Intensivtherapie am wenigsten gegeben?

A. Myasthene Krise

B. Tetraparese bei Guillain-Barré-Syndrom

C. Subarachnoidalblutung mit Ventrikeleinbruch

D. Barbiturat-Intoxikation

E. Halbseitensymptomatik bei cerebralen Metastasen

10.02 Fragentyp A

Welche der folgenden Substanzgruppen wird zur Schmerztherapie eingesetzt?

A. Opiate

B. Membranstabilisierende Substanzen

C. Antidepressiva

D. Neuroleptica

E. Alle obigen

10.03 Fragentyp A

Der Versuch einer transcutanen Elektrostimulation zur Schmerztherapie ist vor allem indiziert bei

A. akuten, unfallbedingten Schmerzen

B. akuten, postoperativen Schmerzen

C. chronischen Schmerzen, die mit einfachen Analgetica nicht mehr beherrschbar sind

D. einem Versagen einer neurochirurgischen Schmerztherapie

E. allen obigen

10.04 Fragentyp A

Welche der folgenden physikalischen Therapieverfahren ist bei einer Myopathie nicht indiziert?

A. Maximales, isometrisches Muskeltraining
B. Erlernen von Hilfsbewegungen
C. Erlernen von Ersatzbewegungen
D. Passive Bewegungsbehandlung
E. Klopf- und Druckmassage

10.05 Fragentyp A

Das Hauptziel der physikalischen Therapie bei zentralen Paresen ist:

A. Verhinderung von Kontrakturen durch passive Bewegungen
B. Behandlung der Spastik (z.B. nach Bobath)
C. Verhinderung von Druckschäden durch Lagerung
D. Einüben selektiver Bewegungen
E. Alle der obigen Ziele sind wichtig

10.06 Fragentyp A

Das wichtigste Ziel der physikalischen Therapie beim Parkinson-Syndrom ist:

A. Konzentrationsübungen zur Besserung des Tremors
B. Isometrisches Krafttraining zur Besserung der Asthenie
C. Reaktionstraining zur Besserung der Akinese
D. Gangschulung und Lockerungsübungen zur Besserung der Bewegungsfähigkeit
E. Alle der obigen Maßnahmen sind wichtig

Antwortenschlüssel

1 Neurologische Syndrome

1.1 Motorische, sensible und neurovegetative Syndrome des peripheren Nervensystems

1.1.01	A	1.1.11	A	1.1.21	E
1.1.02	B	1.1.12	D	1.1.22	D
1.1.03	B	1.1.13	B	1.1.23	C
1.1.04	B	1.1.14	E	1.1.24	C
1.1.05	B	1.1.15	C	1.1.25	E
1.1.06	A	1.1.16	D	1.1.26	A
1.1.07	C	1.1.17	A	1.1.27	B
1.1.08	E	1.1.18	B	1.1.28	E
1.1.09	D	1.1.19	D	1.1.29	D
1.1.10	C	1.1.20	C	1.1.30	C

1.2 Cerebrale Syndrome

1.2.01	A	1.2.10	A	1.2.19	B
1.2.02	A	1.2.11	C	1.2.20	C
1.2.03	D	1.2.12	D	1.2.21	B
1.2.04	D	1.2.13	B	1.2.22	C
1.2.05	A	1.2.14	D	1.2.23	D
1.2.06	E	1.2.15	D	1.2.24	D
1.2.07	C	1.2.16	B	1.2.25	E
1.2.08	C	1.2.17	C	1.2.26	E
1.2.09	A	1.2.18	E		

1.3 Rückenmarksyndrome

1.3.01	C	1.3.08	B	1.3.15	D
1.3.02	D	1.3.09	C	1.3.16	B
1.3.03	C	1.3.10	C	1.3.17	C
1.3.04	E	1.3.11	B	1.3.18	B
1.3.05	B	1.3.12	C	1.3.19	C
1.3.06	E	1.3.13	A	1.3.20	D
1.3.07	B	1.3.14	D	1.3.21	A

1.4 Neuroophthalmologische Syndrome

1.4.01 C
1.4.02 C
1.4.03 C
1.4.04 A
1.4.05 D
1.4.06 A
1.4.07 C
1.4.08 B
1.4.09 C
1.4.10 C
1.4.11 D
1.4.12 A
1.4.13 B
1.4.14 C
1.4.15 D
1.4.16 E

1.5 Schwindel

1.5.01 D
1.5.02 B
1.5.03 A
1.5.04 C
1.5.05 E
1.5.06 D

1.6 Meningeale Syndrome und Hirndruck

1.6.01 B
1.6.02 D
1.6.03 E
1.6.04 A
1.6.05 D
1.6.06 B
1.6.07 D
1.6.08 D
1.6.09 D
1.6.10 A
1.6.11 D
1.6.12 A
1.6.13 C
1.6.14 B
1.6.15 C

1.7 Kopfschmerz, Gesichtsschmerzen und Neuralgien

1.7.01 D
1.7.02 B
1.7.03 B
1.7.04 C
1.7.05 A
1.7.06 D
1.7.07 E
1.7.08 D
1.7.09 E
1.7.10 C
1.7.11 D
1.7.12 E
1.7.13 D
1.7.14 D
1.7.15 B
1.7.16 B

1.8 Liquorsyndrome

1.8.01 C
1.8.02 B
1.8.03 C
1.8.04 C
1.8.05 B
1.8.06 A
1.8.07 D
1.8.08 C
1.8.09 E
1.8.10 D
1.8.11 C

1.9 Vertebragene Syndrome

1.9.01 A
1.9.02 C
1.9.03 B
1.9.04 B
1.9.05 C
1.9.06 E
1.9.07 A
1.9.08 C
1.9.09 B
1.9.10 C
1.9.11 B
1.9.12 E
1.9.13 D

2 Neuropsychologische Syndrome

2.1 Hemisphärendominanz

2.1.01 A

2.2 Dysarthrien

2.2.01 A	2.2.02 E	2.2.03 C

2.3 Aphasien

2.3.01 C	2.3.03 B	2.3.05 A
2.3.02 B	2.3.04 A	

2.4 Apraxien

2.4.01 D

2.5 Andere hirnlokale Syndrome

2.5.01 E	2.5.03 D	2.5.05 C
2.5.02 B	2.5.04 A	2.5.06 D

2.6 Transitorische globale Amnesie

2.6.01 C

3 Hirnnervensyndrome und -erkrankungen

3.01 C	3.15 B	3.29 D
3.02 E	3.16 B	3.30 A
3.03 C	3.17 D	3.31 D
3.04 B	3.18 C	3.32 C
3.05 A	3.19 E	3.33 D
3.06 A	3.20 D	3.34 B
3.07 C	3.21 E	3.35 C
3.08 D	3.22 D	3.36 D
3.09 C	3.23 C	3.37 B
3.10 D	3.24 A	3.38 C
3.11 D	3.25 E	3.39 A
3.12 E	3.26 B	3.40 D
3.13 B	3.27 C	3.41 B
3.14 B	3.28 C	

4 Krankheiten und Schäden des Gehirns und seiner Hüllen

4.1 Fehlbildungen

4.1.01 B
4.1.02 B
4.1.03 D
4.1.04 A
4.1.05 C
4.1.06 B
4.1.07 D
4.1.08 C
4.1.09 B
4.1.10 A
4.1.11 C
4.1.12 C
4.1.13 C
4.1.14 A
4.1.15 B
4.1.16 C
4.1.17 D
4.1.18 B
4.1.19 D
4.1.20 C
4.1.21 B

4.2 Raumfordernde Prozesse

4.2.01 C
4.2.02 A
4.2.03 A
4.2.04 D
4.2.05 E
4.2.06 B
4.2.07 C
4.2.08 D
4.2.09 E
4.2.10 D
4.2.11 C
4.2.12 C
4.2.13 B
4.2.14 B
4.2.15 B
4.2.16 D
4.2.17 C
4.2.18 B
4.2.19 C
4.2.20 E
4.2.21 D
4.2.22 C
4.2.23 C
4.2.24 B
4.2.25 B

4.3 Sogenannte degenerative Prozesse

4.3.01 B
4.3.02 B
4.3.03 C
4.3.04 B
4.3.05 A
4.3.06 C
4.3.07 A
4.3.08 E
4.3.09 B
4.3.10 B
4.3.11 D
4.3.12 A
4.3.13 A
4.3.14 E
4.3.15 C
4.3.16 D
4.3.17 B
4.3.18 B
4.3.19 C
4.3.20 E
4.3.21 E
4.3.22 B
4.3.23 C
4.3.24 A
4.3.25 E
4.3.26 C
4.3.27 D
4.3.28 E
4.3.29 D
4.3.30 C
4.3.31 C
4.3.32 D

4.4 Entzündliche Prozesse und Entmarkungskrankheiten

4.4.01 A
4.4.02 E
4.4.03 A
4.4.04 E
4.4.05 D
4.4.06 B
4.4.07 A
4.4.08 E
4.4.09 E
4.4.10 C
4.4.11 D
4.4.12 B
4.4.13 B
4.4.14 E
4.4.15 C
4.4.16 A
4.4.17 A
4.4.18 A
4.4.19 E
4.4.20 B
4.4.21 D
4.4.22 E
4.4.23 A
4.4.24 B
4.4.25 C
4.4.26 D

4.5 Traumen

4.5.01	D	4.5.05	B	4.5.09	C
4.5.02	D	4.5.06	E	4.5.10	D
4.5.03	D	4.5.07	B	4.5.11	B
4.5.04	B	4.5.08	A		

4.6 Gefäßkrankheiten

4.6.01	D	4.6.16	B	4.6.31	B
4.6.02	D	4.6.17	B	4.6.32	D
4.6.03	E	4.6.18	D	4.6.33	C
4.6.04	D	4.6.19	B	4.6.34	D
4.6.05	D	4.6.20	A	4.6.35	B
4.6.06	D	4.6.21	C	4.6.36	B
4.6.07	A	4.6.22	A	4.6.37	A
4.6.08	B	4.6.23	C	4.6.38	D
4.6.09	A	4.6.24	B	4.6.39	E
4.6.10	E	4.6.25	C	4.6.40	C
4.6.11	E	4.6.26	D	4.6.41	D
4.6.12	E	4.6.27	B	4.6.42	B
4.6.13	E	4.6.28	C	4.6.43	A
4.6.14	B	4.6.29	E	4.6.44	D
4.6.15	D	4.6.30	D		

4.7. Anfallsleiden

4.7.01	B	4.7.12	D	4.7.23	E
4.7.02	E	4.7.13	C	4.7.24	B
4.7.03	E	4.7.14	E	4.7.25	B
4.7.04	D	4.7.15	B	4.7.26	B
4.7.05	D	4.7.16	D	4.7.27	C
4.7.06	D	4.7.17	C	4.7.28	C
4.7.07	E	4.7.18	A	4.7.29	A
4.7.08	C	4.7.19	B	4.7.30	B
4.7.09	E	4.7.20	E	4.7.31	D
4.7.10	B	4.7.21	B	4.7.32	E
4.7.11	B	4.7.22	C	4.7.33	C

5 Fehlbildungen, Krankheiten und Schäden des Rückenmarks, der Cauda und der Rückenmarkshülle

5.1 Fehlbildungen

5.1.01	B	5.1.04	D	5.1.07	C
5.1.02	D	5.1.05	B	5.1.08	A
5.1.03	D	5.1.06	E		

5.2 Raumfordernde Prozesse

5.2.01	B	5.2.07	B	5.2.12	A
5.2.02	B	5.2.08	C	5.2.13	A
5.2.03	E	5.2.09	D	5.2.14	E
5.2.04	D	5.2.10	A	5.2.15	B
5.2.05	D	5.2.11	C	5.2.16	A
5.2.06	C				

5.3 Degenerative Prozesse

5.3.01	E	5.3.05	D	5.3.09	C
5.3.02	E	5.3.06	B	5.3.10	E
5.3.03	C	5.3.07	C	5.3.11	D
5.3.04	A	5.3.08	C	5.3.12	A

5.4 Entzündliche Prozesse und Entmarkungskrankheiten

5.4.01	E	5.4.04	C	5.4.07	E
5.4.02	D	5.4.05	C	5.4.08	A
5.4.03	D	5.4.06	E	5.4.09	B

5.5 Traumen

5.5.01	E	5.5.04	E	5.5.06	C
5.5.02	B	5.5.05	A	5.5.07	D
5.5.03	C				

5.6 Gefäßkrankheiten

5.6.01	B	5.6.04	E	5.6.07	D
5.6.02	C	5.6.05	B	5.6.08	E
5.6.03	C	5.6.06	A		

6 Krankheiten und Schäden des peripheren Nervensystems

6.01	E	6.14	E	6.27	E
6.02	D	6.15	C	6.28	D
6.03	C	6.16	B	6.29	C
6.04	C	6.17	E	6.30	E
6.05	D	6.18	D	6.31	E
6.06	B	6.19	B	6.32	D
6.07	B	6.20	C	6.33	B
6.08	A	6.21	E	6.34	C
6.09	E	6.22	C	6.35	C
6.10	C	6.23	A	6.36	D
6.11	E	6.24	B	6.37	E
6.12	D	6.25	D	6.38	A
6.13	B	6.26	E	6.39	B

6.40	D	6.45	A	6.50	C
6.41	A	6.46	B	6.51	E
6.42	E	6.47	E	6.52	C
6.43	B	6.48	B	6.53	B
6.44	C	6.49	E	6.54	D

7 Muskelkrankheiten

7.01	A	7.11	A	7.21	D
7.02	C	7.12	D	7.22	B
7.03	E	7.13	A	7.23	C
7.04	D	7.14	A	7.24	C
7.05	D	7.15	D	7.25	B
7.06	A	7.16	B	7.26	D
7.07	B	7.17	B	7.27	B
7.08	C	7.18	C	7.28	D
7.09	C	7.19	B	7.29	E
7.10	E	7.20	A	7.30	B

8 Beteiligung des Nervensystems bei extraneuralen Grundkrankheiten

8.01	E	8.10	A	8.19	D
8.02	B	8.11	B	8.20	E
8.03	D	8.12	A	8.21	B
8.04	B	8.13	C	8.22	B
8.05	C	8.14	C	8.23	C
8.06	A	8.15	E	8.24	E
8.07	E	8.16	D	8.25	A
8.08	C	8.17	E	8.26	B
8.09	A	8.18	E	8.27	E

9 Intoxikationen des Nervensystems

9.01	E	9.05	C	9.09	E
9.02	C	9.06	B	9.10	D
9.03	D	9.07	B	9.11	A
9.04	A	9.08	D	9.12	E

10 Ausgewählte therapeutische Verfahren bei neurologischen Krankheiten und Notfällen

10.01	E	10.03	C	10.05	E
10.02	E	10.04	A	10.06	D

Titel des Buches: **Examens-Fragen Neurologie, 3. Auflage**

Was können wir bei der nächsten Auflage besser machen?

Zur inhaltlichen und formalen Verbesserung unserer Lehrbücher bitten wir um Ihre Mithilfe. Wir würden uns deshalb freuen, wenn Sie uns die nachstehenden Fragen beantworten könnten.

---

1. Finden Sie ein Kapitel besonders gut dargestellt? Wenn ja, welches und warum?____

____

____

2. Welches Kapitel hat Ihnen am wenigsten gefallen. Warum?____________

____

____

3. Bringen Sie bitte dort ein × an, wo Sie es für angebracht halten.

	Vorteilhaft	Angemessen	Nicht angemessen
Preis des Buches			
Umfang			
Aufmachung			
Abbildungen			
Tabellen und Schemata			
Register			

	Sehr wenige	Wenige	Viele	Sehr viele
Druckfehler				
Sachfehler				

4. Spezielle Vorschläge zur Verbesserung dieses Textes (u. a. auch zur Vermeidung von Druck- und Sachfehlern)________________________________

____

____

____

____

____

____

bitte wenden!

5. Bitte teilen Sie uns mit, auf welchen Fachgebieten Ihrer Meinung nach moderne Lehrbücher fehlen. Dazu folgende kurze Charakterisierung unserer eigenen Werke:

Fragensammlungen	= Examensfragen zur Vorbereitung auf Prüfungen
Basistexte	= vermitteln nach der neuen Approbationsordnung das für das Examen wichtige Stoffgebiet
Kurzlehrbücher	= zur Vertiefung des Basiswissens gedacht; für den sorgfältigen Studenten
Lehrbücher	= Umfassende Darstellungen eines Fachgebietes; zum Nachschlagen spezieller Informationen

Fachgebiet	Fragen-sammlungen	Basistexte	Kurz-lehrbücher	Lehrbücher

Bei Rücksendung werden Sie automatisch in unsere Adressenliste aufgenommen.

Name________________

Adresse________________

Fachstudium________________

Semester________________

Ärztliche Vorprüfung________________

Datum/Unterschrift________________

Wir danken Ihnen für die Beantwortung der Fragen und bitten um Einsendung des Blattes an:

Frau M. Kalow
Springer-Verlag
Neuenheimer Landstraße 28
6900 Heidelberg 1

J.P. Patten

Neurologische Differentialdiagnose

Übersetzt aus dem Englischen von F. Trautmann

1981. 181 Abbildungen in 288 Einzeldarstellungen, etwa 17 Tabellen.
Etwa 350 Seiten.
DM 108,–; approx. US $ 49.10
ISBN 3-540-10364-3

Das Verstehen und die Interpretation neurologischer Symptome sind der erste Schritt zu einer effektiven Therapie. Die Voraussetzung dafür ist die genaue Kenntnis der Neuroanatomie. Dieses Buch unterscheidet sich hinsichtlich Aufbau und Didaktik von den herkömmlichen Neurologie-Lehrbüchern. Es orientiert sich an zwei Leitlinien:

- Diagnosestellung aufgrund regionaler anatomischer Gegebenheiten.
- Diagnosestellung aufgrund differenzierter Kenntnisse anamnestisch-klinischer Befunde.

Was an dem Buch besonders besticht, sind die vom Autor selbst angefertigten Abbildungen.

„Er verzichtet auf Farbe, Photo, Röntgenbild und EEG im Vertrauen auf seinen sicheren Zeichenstift und seine Sprache. Die dabei errreichte Plastizität und Durchsichtigkeit dürfte selbst das kritische Auge manches Neurochirurgen erfreuen.“ (Schweizerische Medizinische Wochenschrift).

Das Buch bietet sowohl dem Studenten wie dem Arzt eine hervorragende Grundlage zur Erkennung neurologischer Symptome und aller damit zusammenhängenden Fragen.

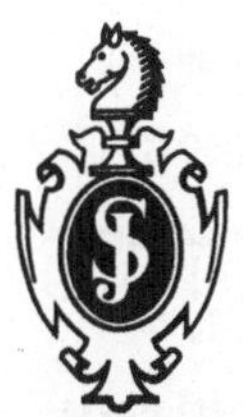

Springer-Verlag
Berlin
Heidelberg
New York